Descubre el ABC de la instrumentación

en un quirófano de cirugía general y digestiva, aunque partas de cero

Cristina Guillén Puertas

José Fernando Pérez Martínez

ENFERMERÍA
EVIDENTE
#TOCANDOVIDAS

Primera edición, febrero de 2023.

Autor: Cristina Guillén Puertas y José Fernando Pérez Martínez.

Revisión, edición y maquetación: Isabel García y Jesús Chimeno.

Editorial: Enfermería Evidente S.L.U.

ISBN: 978-84-126753-0-6

Safe creative: 2301273277921

Depósito legal: SA 75-2023

Página Web: https://enfermeriaevidente.com/

Correo de Contacto: contacto@enfermeriaevidente.com

ÍNDICE

5. La anestesia

6. Tipos de intervenciones programadas

PRÓLOGO

El libro que tienes entre manos surge con el propósito de ayudarnos entre profesionales sanitarios. Mi compañero en el quirófano, el cirujano José Fernando Pérez, percibía que las nuevas generaciones de enfermeros llegaban poco preparados y sintió la necesidad de crear un manual para sentar las bases. Él se centraría en la parte médica y yo en la de enfermería, después de 17 años pasando por todas las especialidades de mi hospital sentí que era el momento de poner mi experiencia al servicio de los demás.

Mi nombre es Cristina Guillén y siempre quise trabajar en un quirófano. Cuando aprobé las oposiciones y obtuve mi primer destino, en la oficina de contratación se extrañaron que rechazara pediatría para entrar en una sala de operaciones. Después entendí su sorpresa porque, no te voy a engañar, trabajar en un quirófano es duro: llegarás tarde a casa sin haber comido, te tocarán los temidos enganches y nunca tendrás la certeza de a qué hora sales, solo a qué hora entras.

Si aún así sientes el deseo de convertirte en un instrumentista quirúrgico, entonces eres de los míos y quiero ayudarte porque yo estuve en tu misma situación. Recuerdo que llevaba una pequeña libreta donde apuntaba el material necesario para cada intervención, los aparatos o las posiciones habituales. Tómate este manual como si encontraras esa libreta olvidada en el vestuario y conviértelo en algo muy tuyo: Aprovecha los márgenes del libro para hacer anotaciones o utilízalo como archivador de apuntes hechos por tí que amplíen la información, porque si algo te garantizo es que con la práctica aprenderás algo nuevo cada día. Mientras tanto, espero servirte a vencer tus miedos y resolver las dudas. Mucho ánimo compañero.

¿PARA QUÉ ME PUEDE SERVIR ESTE LIBRO?

El objetivo de este libro abarca tres ámbitos:

- Despejarte las dudas acerca de cuáles son tus tareas, el instrumental con el que vas a trabajar y las normas que debes seguir.
- Conocer las funciones de tus compañeros en el quirófano para lograr una mejor compenetración con ellos.
- Convertirse en un manual de consulta para familiarizarse con el proceso y al que puedas acudir para refrescar la memoria cuando lo necesites.

Y tenemos un regalo para tí:

Al haber confiado en nosotros queremos recompensarte ofreciéndote acceso gratuito a una 'masterclass' con la autora del libro, Cristina Guillén, quien te ofrecerá buenos consejos prácticos para defenderte en un quirófano.

Podrás acceder a la clase escaneando el código QR que aparece en la ultima página del libro (pag.211). Te aconsejo que lo veas porque seguro que te ayudará un montón.

CAPÍTULO 1

LOS PROFESIONALES SANITARIOS PRESENTES EN UN QUIRÓFANO

¿QUIÉN FORMA PARTE DE UN QUIRÓFANO DE CIRUGÍA GENERAL Y DEL APARATO DIGESTIVO?

Un quirófano de cirugía general y del aparato digestivo está formado principalmente por:

- Un cirujano principal adjunto.
- Un cirujano secundario, adjunto o residente.
- Un enfermero instrumentista.
- Un enfermero circulante.

El cirujano principal será el responsable de la operación y contará con la asistencia de otro cirujano adjunto o residente. El enfermero instrumentista se centrará en la entrega del material al cirujano, mientras que el enfermero circulante se focalizará en el confort del paciente, por ejemplo administrando la medicación o recolocándolo en la mesa.

Aunque no los mencionaremos en esta ocasión, hay otros profesionales imprescindibles que participan en las intervenciones, como el anestesista, los técnicos auxiliares, etcétera.

¿CÓMO INTERACTÚA EL INSTRUMENTISTA CON EL CIRUJANO?

El cirujano se ocupa de diferentes campos de la anatomía (cuello, tórax, abdomen y extremidades), así como de procesos urgentes o emergentes de otras especialidades, por ejemplo la trepanación de un hematoma epidural expansivo, la toracotomías de emergencia, el acceso vascular, el control y reparación por lesión mayor, la amputación de miembros y reconstrucción de los mismos y el tratamiento de las pérdidas de sustancia y heridas en toda su extensión entre otras.

Como puedes ver, su campo de acción abarca un amplio abanico de posibilidades y el enfermero instrumentista que le asiste debe conocer todos los pasos que vaya a realizar el cirujano para complementarse con él hasta el punto de lograr predecir sus intenciones.

Imagínate que estás en un restaurante, todos hemos experimentado el agobio de que el camarero se presente con el plato principal cuando aún estamos con los entrantes o el incordio de permanecer con el plato en la mesa una vez hemos terminado. Sin embargo, cuando existe coordinación entre los miembros del equipo, todo funciona mejor, trabajan más a gusto y esto repercute muy positivamente en la calidad del servicio.

Pues lo mismo ocurre en un quirófano, el instrumentista es un elemento indispensable para que todo fluya correctamente y, si hace bien su trabajo, pasará inadvertido. Tú alcanzarás esa compenetración con el cirujano conociendo el proceso al detalle y en este libro te vamos a ayudar.

¿CÓMO SE COORDINA EL INSTRUMENTISTA CON EL CIRCULANTE?

Es necesario que el enfermero instrumentista y el circulante conozcan sus tareas de antemano para evitar pérdidas de tiempo. El instrumentista debe prever y disponer del material que va a utilizarse durante la intervención, mientras que el montaje del quirófano le corresponde a ambos.

Entre los dos colocarán el material, comprobarán el carro de cajas y el mobiliario, además ayudarán a movilizarlo cuando finalice el procedimiento.

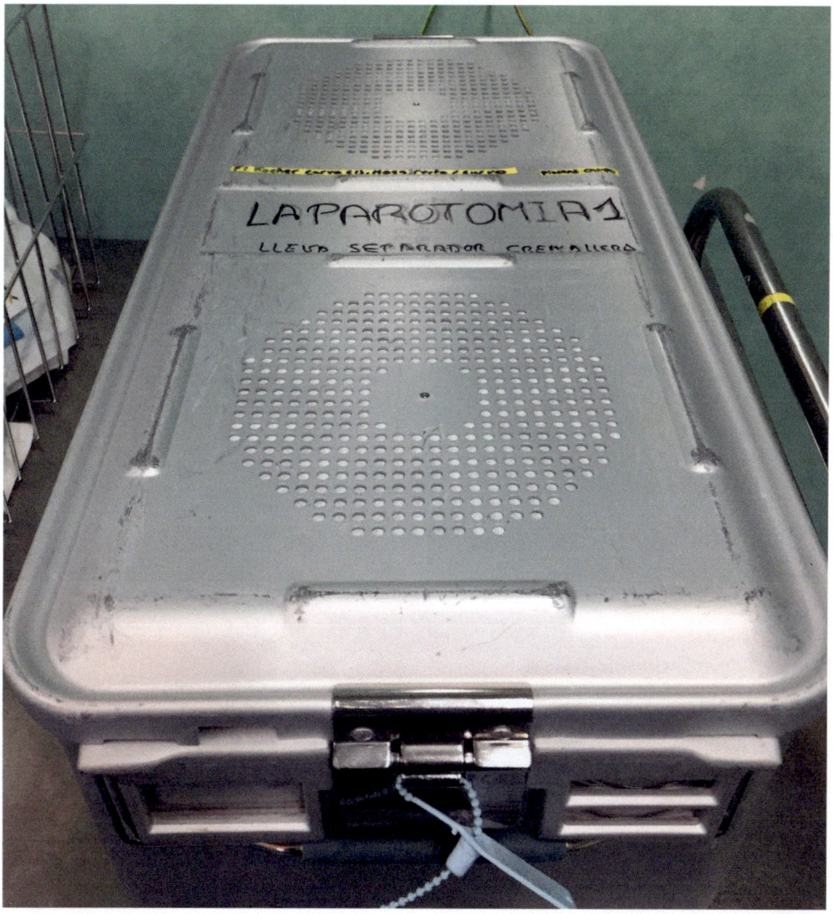

Caja de material no fungible.

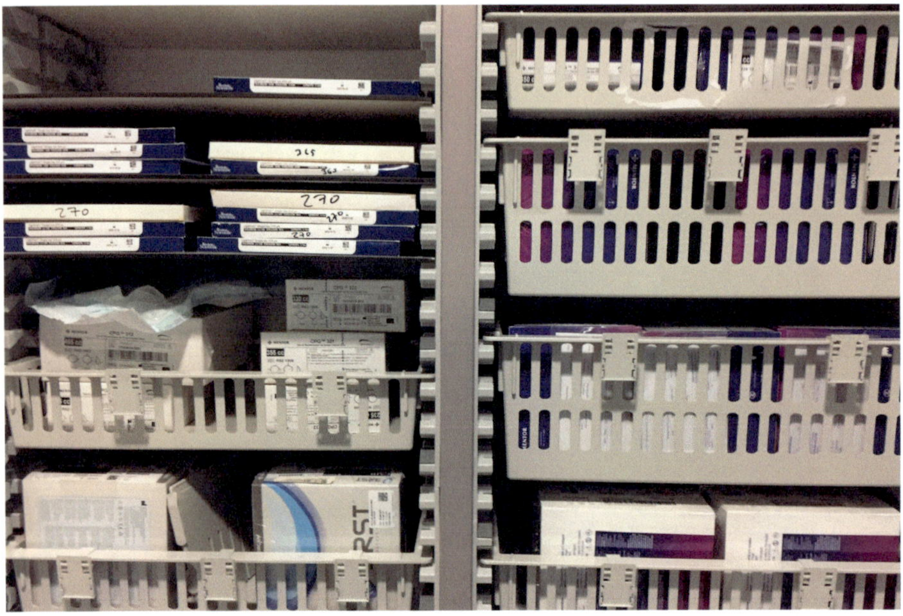

Armario de material fungible.

¿Cómo puedes ayudar al paciente?

Al margen de la parte técnica, dentro de un quirófano no pueden descuidarse las relaciones personales con los compañeros y el paciente. Especialmente con éste último, que se enfrenta a una situación desconocida e inquietante. Ten paciencia con él, escúchale y haz que se sienta respetado. Sin perder de vista tu profesionalidad, puedes ayudarle a tranquilizarse si generas un ambiente distendido.

Alivia el estrés del paciente prestando atención a su confort y favorece que se sienta arropado por todos los miembros del quirófano. En todo momento debe estar acompañado por tí u otro de tus compañeros, porque así cumpliremos un doble objetivo: vigilar su estado de salud y evitar que se sienta solo.

Recuerda que tocamos vidas y tenemos la responsabilidad de convertir una experiencia, a priori desagradable, en una vivencia lo más agradable posible.

¿Cuáles son las tareas del instrumentista?

El instrumentista es el profesional de enfermería que prepara el instrumental quirúrgico y se lo proporciona al cirujano durante la intervención. Conoce perfectamente los entresijos de la operación, predice los pasos que realizará el cirujano y se adapta a los posibles cambios que puedan surgir. Hablará con el cirujano principal y se encargará de preparar a conciencia todo el material necesario para evitar retrasos porque falte algo.

Responsabilidades del instrumentista

- Está familiarizado con el nombre de los materiales, sabe para qué sirven, cómo se montan o manipulan y los selecciona en función de las necesidades.

- Prepara correctamente la mesa instrumental.

- Debe encargarse del cuidado y mantenimiento de la mesa instrumental.

- Se responsabiliza del material que entra y sale del quirófano una vez acabada la intervención.

- Vigila la asepsia y esterilidad del campo quirúrgico. Comprueba que los materiales estén íntegros, dentro del envoltorio y sin caducar, antes de tocarlos, Asimismo, chequea que los testigos químicos en el interior de las cajas tengan el color correcto, lo que indica que el material está esterilizado.

- Se responsabiliza de la zona de seguridad, que comprende un perímetro de seguridad de 50 centímetros dentro del campo quirúrgico, incluyendo la zona de incisión y los campos que se han colocado para delimitar la misma.

COMPROBACIONES AL **INICIO** DE LA INCISIÓN QUIRÚRGICA:

- Contabilizar el número de gasas y compresas.
- Contabilizar el número de agujas y hojas de bisturí.
- Contabilizar el número de instrumentos.
- Colaborar en la movilización del paciente de la camilla a la mesa quirúrgica.
- Comprobar la existencia y disponibilidad del material específico necesario para cada tipo de intervención, fungible y no fungible.
- Comprobar la correcta conexión del paciente a la toma de tierra.
- Colaborar con el cirujano ayudante en la colocación del campo quirúrgico, mientras el cirujano principal esté vistiéndose.

COMPROBACIONES AL **FINAL** DE LA INCISIÓN QUIRÚRGICA:

- Contabilizar el número de gasas y compresas.
- Contabilizar el número de agujas y hojas de bisturí que se hayan utilizado.
- Contabilizar el número de instrumentos y advertir si falta alguno.
- Contabilizar el número de implantes, en caso de utilizarse.
- Colocar los apósitos y drenajes una vez haya finalizado la intervención.
- Colaborar en la movilización del paciente de la mesa quirúrgica a la camilla.

CAPÍTULO 2

EL ENTORNO QUIRÚRGICO

¿QUÉ NORMAS DEBO SEGUIR EN UN QUIRÓFANO?

La cirugía tiene lugar en el quirófano y debemos seguir una serie de normas a rajatabla. El instrumentista debe prestar atención a la concatenación de procesos que se producen alrededor del paciente, como su preparación, entrada en el área quirúrgica, intervención y salida. Aunque el intraoperatorio es el elemento principal del proceso, no debemos descuidar el perioperatorio ni el postoperatorio. Además, siempre conviene tener presente que el quirófano implica una responsabilidad ética y profesional por la importancia de la tarea que realizamos. Repite esto como si fuera un mantra: Atendemos personas, no patologías.

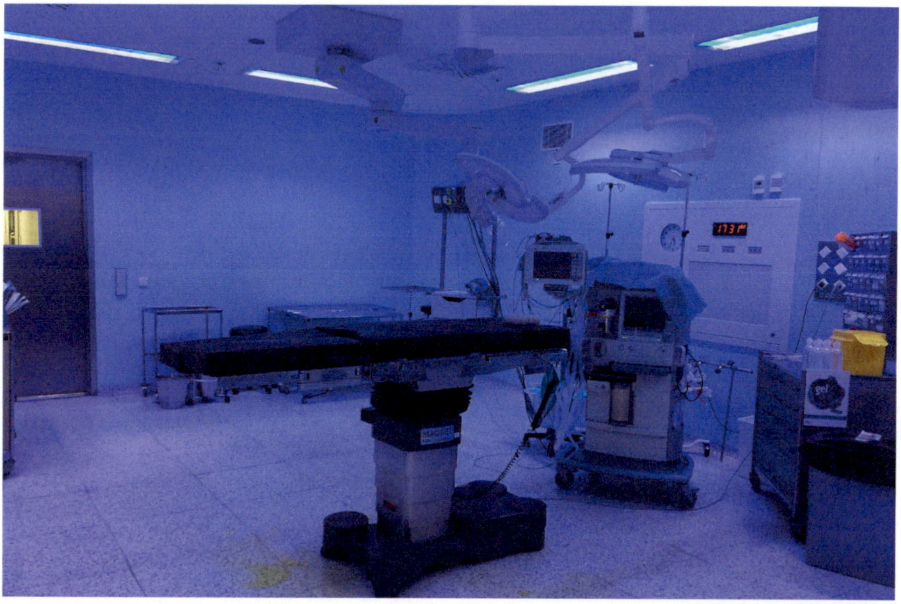

Sala de quirófano.

El área quirúrgica debe cumplir unas normas básicas de protocolo marcadas por ley, basadas en la circulación del paciente y los profesionales, así como el tratamiento del material limpio y sucio:

- El acceso al quirófano debe hacerse correctamente uniformado: pijama apto, gorro, mascarilla y calzas.
- Hablar solo lo estrictamente imprescindible y siempre con un tono bajo.
- No se debes correr, ni realizar movimientos bruscos al andar o trabajar.
- Mantener las puertas cerradas en todo momento, salvo en las entradas y salidas obligatorias.
- En el quirófano deben permanecer exclusivamente los profesionales obligados a hacerlo.
- El acceso a la sala de cualquier persona ajena al bloque quirúrgico está prohibido. El personal que, de manera puntual, acceda a la sala debe identificarse y presentarse al equipo quirúrgico.
- Ante la menor duda de que algo pudiera haberse contaminado, debemos comunicarlo inmediatamente y apartar dicho material.
- El material para una cirugía programada debe estar siempre preparado, por si pudiera convertirse en una situación urgente.
- Prohibido introducir alimentos y/o bebidas, salvo en casos de fuerza mayor.

¿QUÉ TIPOS DE CIRUGÍA VAMOS A REALIZAR?

En función de la vitalidad, pronóstico y rapidez que precise la intervención del paciente, podemos encontrarnos con 3 tipos de cirugía:

- **Cirugía programada**: Representa el grueso de nuestra actividad diaria. Puede conocerse con días o hasta semanas de antelación.
- **Cirugía urgente**: Puede producirse en cualquier momento y precisa de una preparación rápida del material aunque no sea la óptima. Por esa razón es importante tener un conocimiento sólido de la instrumentación para hacerlo bien en el menor tiempo posible. Pueden avisarte con una o varias horas de antelación.
- **Cirugía emergente**: Requiere una actuación de inmediato y apenas se dispone de tiempo para preparar el material porque la vida del paciente está en juego. Tendrás menos de una hora para prepararlo todo.

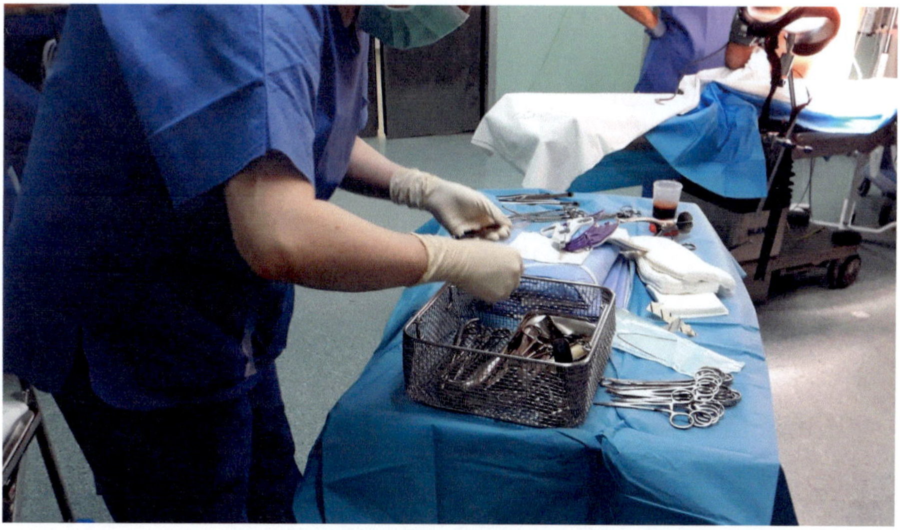

Enfermero instrumentista preparando la mesa de trabajo.

¿CÓMO SE REALIZA EL LAVADO PRE-QUIRÚRGICO?

La infección nosocomial es un asunto muy serio y por tanto debemos ser estrictos en el cumplimiento de las normas dictadas por la Comisión de Infecciones, el Servicio de Medicina Preventiva y las actualizaciones que nos comuniquen en nuestro hospital.

Las medidas de lavado, esterilización y asepsia son aspectos fundamentales para cualquier enfermero, por tanto debes prestar mucha atención al lavado pre-quirúrgico y quirúrgico.

Interioriza estos pasos y síguelos escrupulosamente:

- Sé responsable: lleva las uñas cortas y sin pintar, quítate anillos, pulseras o relojes.

- Abre el grifo, mójate las manos y antebrazos hasta los codos, procurando que el agua discurra desde la punta de los dedos hasta los codos y no al revés.

- Lávate las manos con jabón antiséptico (Clorexhidina), haciendo especial hincapié en los espacios interdigitales.

- Después aclárate con agua (recuerda que el agua debe fluir desde la punta de los dedos hacia los codos). No frotes una mano con otra para retirar el jabón, hazlo de forma individual.

- Sécate y aplica solución alcohólica siguiendo las directrices que encontrarás en el lavabo quirúrgico.

- Una vez hayas terminado, lleva los brazos y las manos separadas del cuerpo, por delante de los ojos, con la punta de los dedos hacia arriba y evitando el contacto con cualquier superficie o persona hasta llegar al área de trabajo.

Literalmente, realizar esto bien puede evitar complicaciones graves en el postoperatorio. No olvides que, a veces, los pequeños gestos tienen grandes consecuencias.

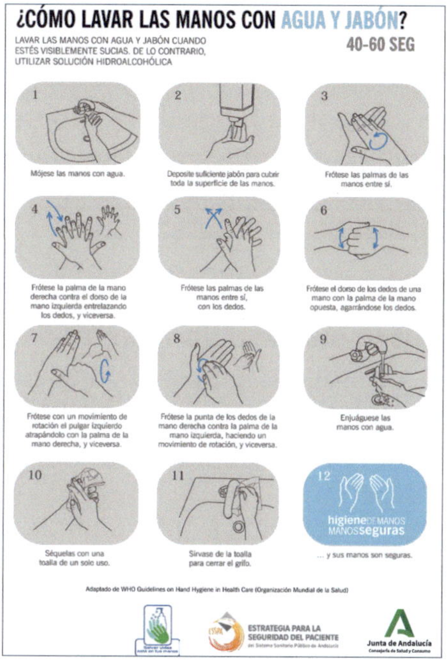

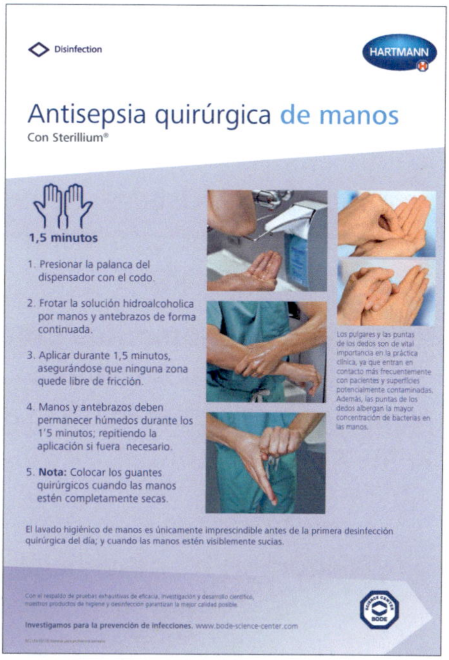

Ejemplos de carteles informativos que puedes encontrar en tu hospital.

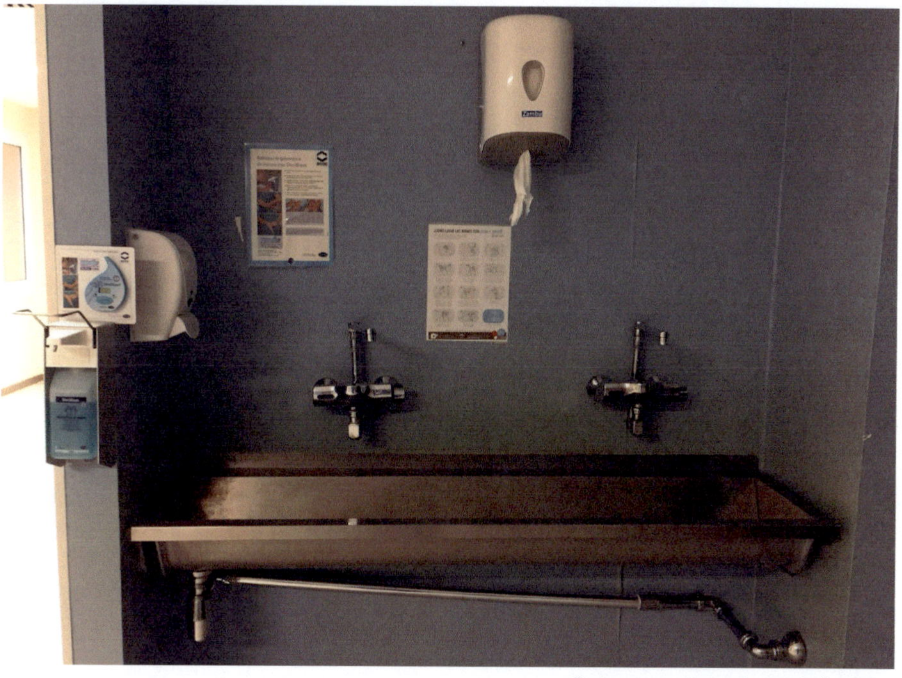

Sala para lavado quirúrgico.

¿CÓMO DEBEMOS VESTIR EN UN QUIRÓFANO?

Toda persona que entra en un quirófano es una potencial fuente de infección, por ese motivo la vestimenta quirúrgica debe cumplir unas características determinadas. Diferenciaremos entre los momentos previos a la intervención y el tiempo en el que se desarrolla la operación.

Respecto a **los momentos previos a la intervención**, durante el tiempo que pasamos preparando el quirófano y en las zonas comunes (como los pasillos, la sala de descanso o los almacenes de material), las normas de vestimenta son las siguientes:

- Estar fabricada con materiales antiestáticos que cumplen las normas de prevención de riesgos laborales.
- El gorro, la mascarilla y las calzas serán desechables y de plástico. El gorro recogerá la totalidad del cabello, mientras que la mascarilla tapará nariz y boca.
- Debemos cambiar nuestra vestimenta si se mancha con líquidos biológicos o sudor.
- Será de uso exclusivo para el bloque quirúrgico, quedará prohibida la salida y vuelta al área quirúrgica con ella puesta.

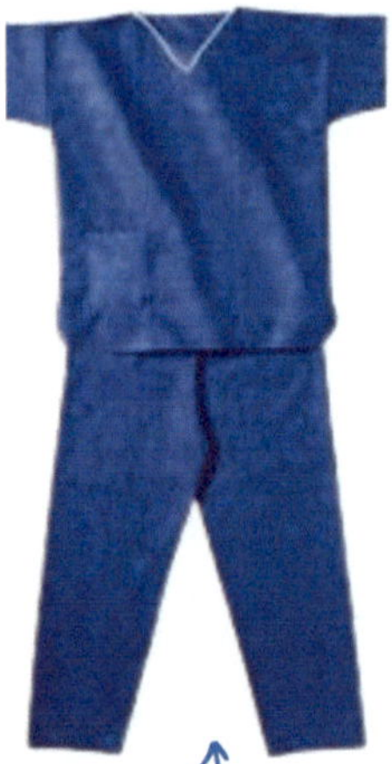

UNIFORME

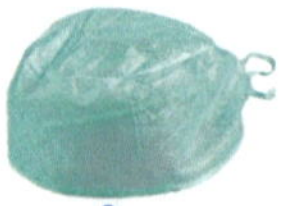

GORRO

MASCARILLA

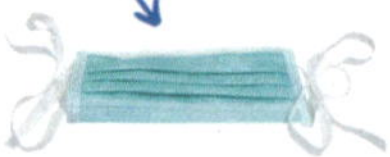

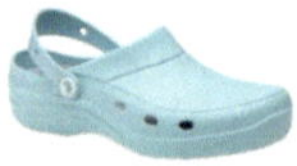

ZUECOS

CALZAS

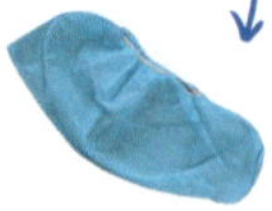

Cuando llega **el momento de la intervención**, podemos decir que nos encontramos en el punto álgido de la esterilización y las normas son las siguientes:

- Coge la bata por la parte interior de los hombros e introduce los brazos por las aberturas. Déjate acomodar el resto de la bata por el enfermero circulante.
- El enfermero circulante habrá depositado los guantes estériles en la mesa. Tómalos por la parte doblada interna. Introduce primero la mano dominante en un guante y luego la otra.
- Recuerda que, si estás incómodo con la bata y necesitas ajustarla, debes esperar a tener puestos los guantes, para no contaminar la bata con las manos descubiertas.
- Cuando lleguen el cirujano principal y su ayudante se les ofrecerá la bata y un paño para el secado de las manos en caso de que hayan utilizado solución antiséptica jabonosa.
- Una vez vestidos, el enfermero circulante ayudará al correcto ajuste del mismo y el enfermero instrumentista procederá a la colocación de los guantes al cirujano, siguiendo el orden de la mano dominante del mismo.

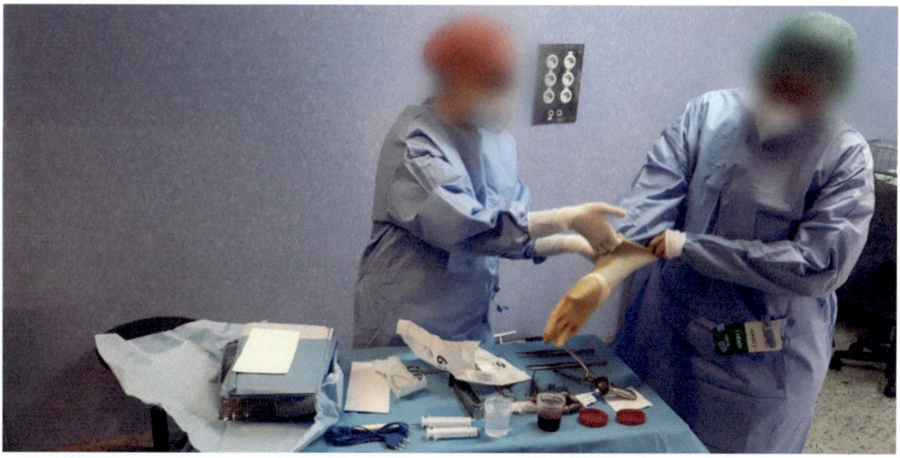

Enfermero ayuda al cirujano en la colocación de los guantes.

CAPÍTULO 3

¿CUÁLES SON LAS POSICIONES QUIRÚRGICAS BÁSICAS?

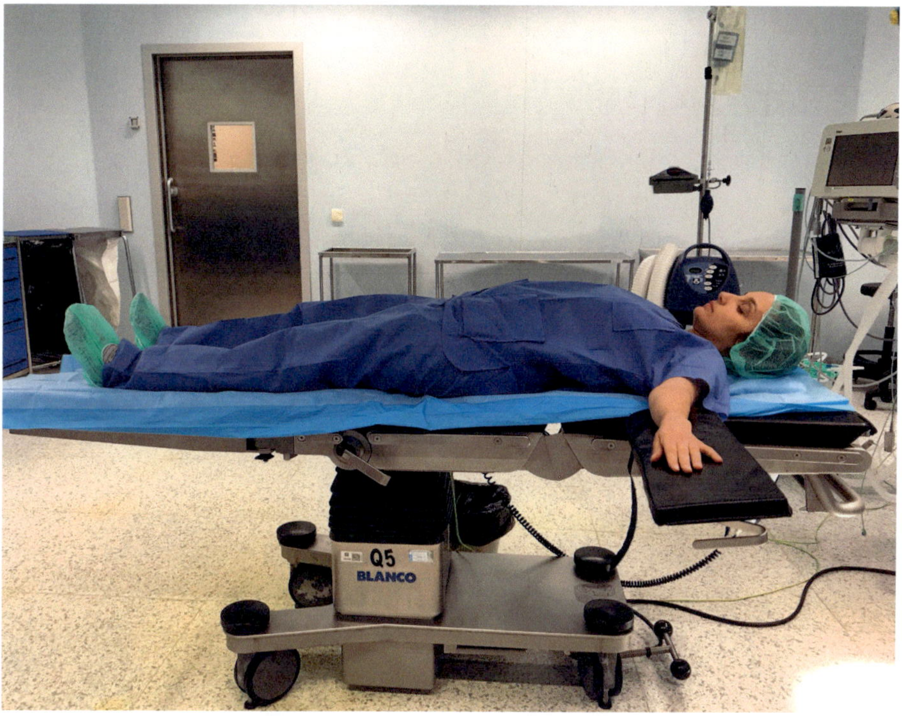

DECÚBITO SUPINO

Coloca al paciente sobre su espalda, con la cabeza y las extremidades inferiores alineadas con el cuerpo. Las piernas no deben quedar cruzadas para evitar complicaciones.

Las extremidades superiores pueden situarse alineadas con el cuerpo, en esta posición deben sujetarse con un dispositivo para evitar que se caigan o colocarse sobre un apoyabrazos con un ángulo inferior a 90° para evitar lesiones.

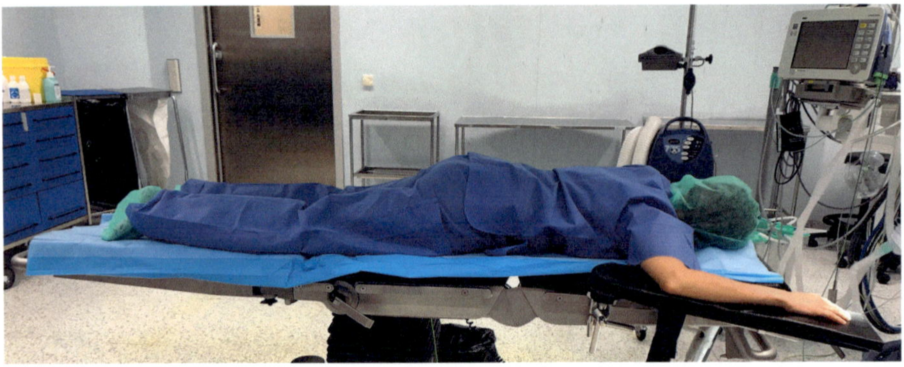

DECÚBITO PRONO

Coloca al paciente boca abajo, con la cabeza de lado, cuello en posición neutra y las extremidades inferiores alineadas con el cuerpo. Las piernas no deben quedar cruzadas para evitar complicaciones.

Las extremidades superiores pueden situarse alineadas con el cuerpo, en esta posición deben sujetarse con un dispositivo para evitar que se caigan o colocarse sobre un apoyabrazos con un ángulo inferior a 90° para evitar lesiones.

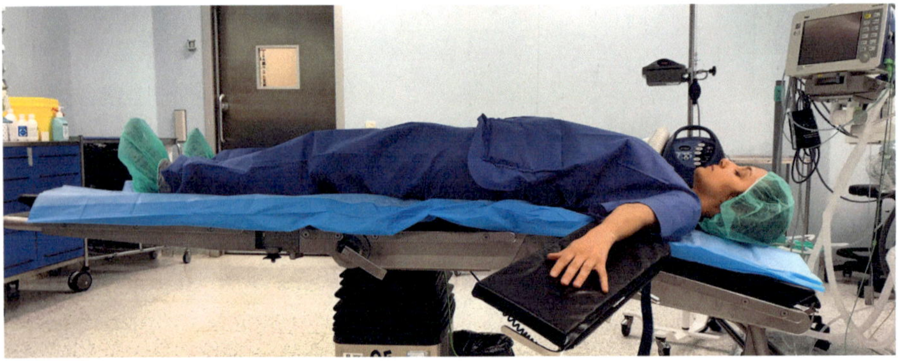

TRENDELENBURG

Coloca al paciente en decúbito supino y con la cabeza más baja que los pies. De esta forma favorecemos el retorno venoso por efecto de la gravedad.

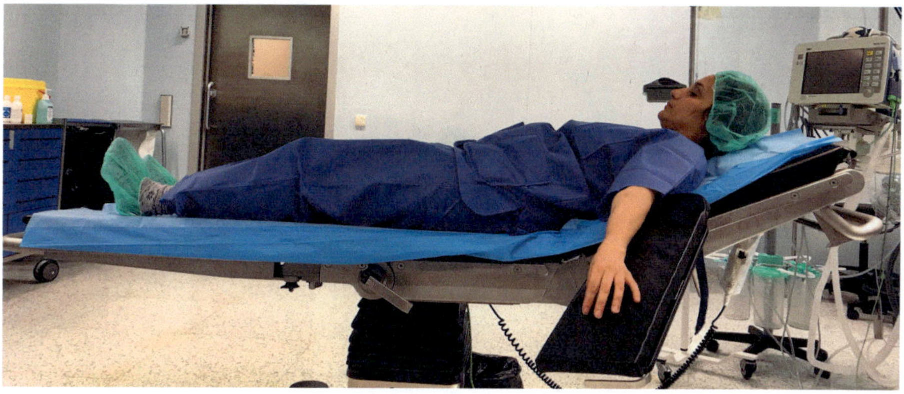

ANTI-TRENDELENBURG

Coloca al paciente en decúbito supino y con la cabeza más alta que los pies. Así disminuimos el riego sanguíneo en la cabeza y miembros superiores para facilitar la cirugía en esta zona.

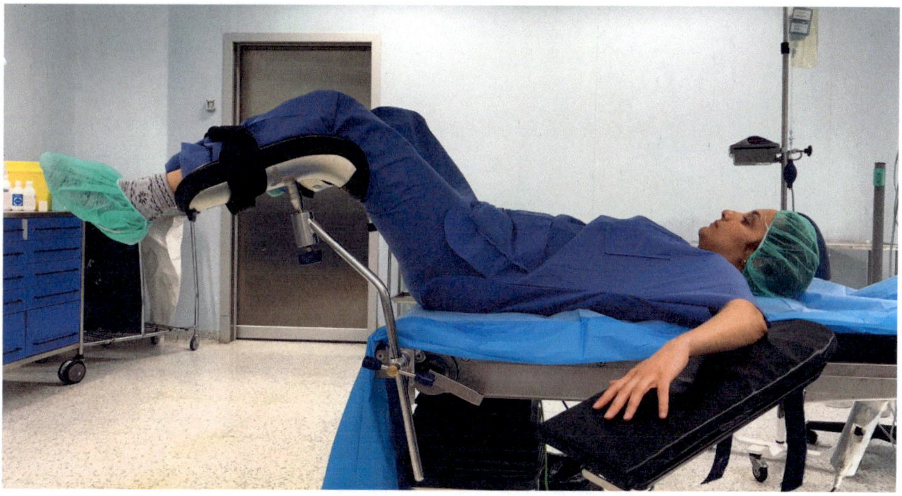

LITOTOMÍA

Coloca al paciente en decúbito supino y las piernas colocadas sobre los complementos de la mesa quirúrgica, con las rodillas dobladas de manera que las partes inferiores de las piernas estén paralelas al plano del torso.

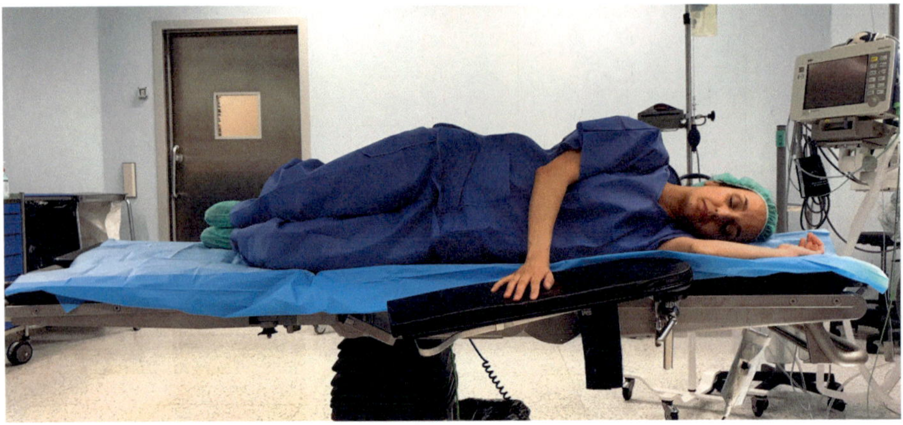

Decúbito lateral

Coloca al paciente acostado de lado, con el cuello en posición neutra y en un plano paralelo al suelo.

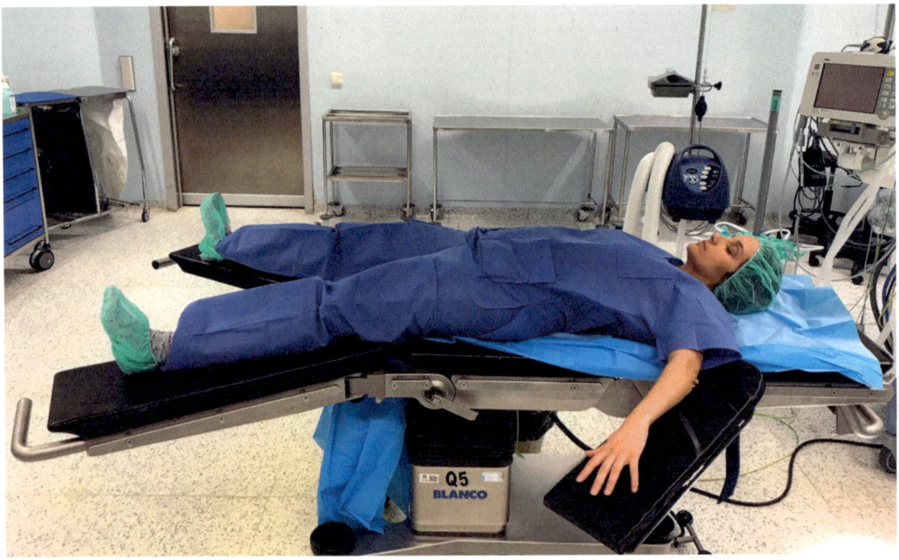

Posición francesa

Coloca al paciente en decúbito supino con las piernas separadas. El cirujano se colocará entre las piernas y los ayudantes a la derecha e izquierda del paciente.

Acabas de ver las principales posiciones que se emplean en un quirófano, cuando más adelante expliquemos las intervenciones programadas, en algunos casos específicos mencionaremos otras posiciones que incluyen pequeñas variaciones, las cuales te explicaremos a continuación:

- **Lloyd Davies** : Igual que la posición de Trendelenburg pero con las piernas separadas, para la cirugía colonorectal y pélvica.

- **Fowler**: Variante de decúbito supino, donde el paciente se encuentra boca arriba con el tronco elevado formando un ángulo de 45º-60º.

- **Americana**: Igual que la posición francesa pero con las piernas juntas. El cirujano principal se ubica al lado izquierdo del paciente y los cirujanos auxiliares a la derecha.

CAPÍTULO 4

EL INSTRUMENTAL

¿Cuál es el instrumental básico en todos los quirófanos?

Una de las mayores preocupaciones que quizás tengas es identificar el instrumental quirúrgico, conocer su utilidad y la posición que ocupa en la mesa de instrumentalización. No te preocupes, porque ahora vamos a repasar el instrumental común que te encontrarás en un quirófano, sala de urgencias o la consulta de cirugía menor.

Por no resultar repetitivo en cada apartado, recuerda que la mayoría de los instrumentales de esta lista están fabricados en acero inoxidable, de modo que te avisaremos cuando se trate de otro material.

Instrumental de corte

Bisturí

- Consta de mango y hoja. El mango es el cuerpo del bisturí y sujeta la hoja para realizar los cortes e incisiones.
- Como dato curioso, el término procede del francés bisturí, que significa puñal o cuchillo pequeño.
- Las hojas son desechables, con diferentes formas o tamaños y recuerda tener precaución al manipularlas porque son extremadamente afiladas.

- Para asegurar la inmovilidad de la hoja, el mango cuenta con un surco de sujeción.

- Existen mangos de bisturí de diferentes tamaños, siendo el del número 3 y el del número 4 los más comunes. A cada mango le corresponden unas hojas concretas, por ejemplo un mango del número 3 admite hojas del número 10, 11, 12 y 15, mientras que un mango del número 4 acepta hojas del número 20, 21, 22, 23 y 24.

- El bisturí corto se emplea para zonas superficiales, piel o tejido subcutáneo, mientras que dedicamos los bisturís más largos para planos más profundos.

  El uso más generalizado es la incisión de la piel (aunque algunos cirujanos utilizan un bisturí eléctrico), la extirpación de lesiones en cirugía menor o realizar cortes precisos en algunos órganos para planos más profundos, como por ejemplo la extirpación del apéndice en cirugías abiertas.

  También existen bisturís de un solo uso, con la hoja incluida y en estos casos el mango de plástico.

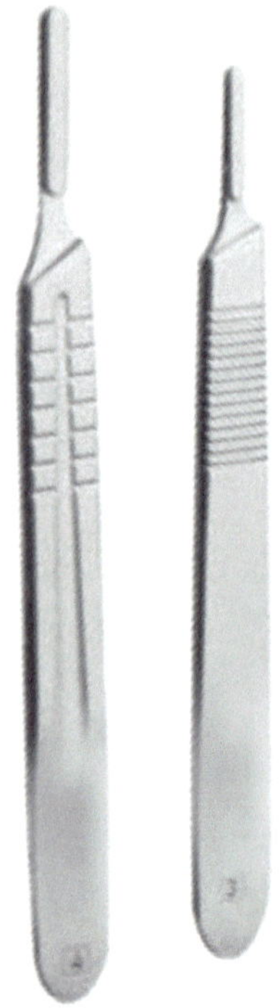

Mangos de bisturí número 3 y 4.

¿QUIERES SABER CÓMO MONTAR LA HOJA EN EL MANGO DEL BISTURÍ?

ESCANEA EL CÓDIGO QR PARA VER EL VÍDEO EXPLICATIVO

Tijera de Metzenbaum

- Se caracterizan porque su cuerpo es mucho más largo que la parte cortante.
- Pueden tener insertos de carburo de tungsteno en la superficie de corte.
- Las hay de dos tipos: rectas o curvas, las rectas se utilizan para cortar tejidos superficiales y las curvas para tejidos profundos o vasos de difícil acceso, porque permiten acceder con mayor facilidad que las rectas.

Tijera Mayo

- Poseen una superficie de corte mayor y una punta muy aguda.
- Se utilizan para cortar y seccionar tejidos un poco más duros (como tendones o hilos quirúrgicos), separar tejidos o para cortar el vello en la parte del cuerpo donde se lleva a cabo una incisión o sutura.

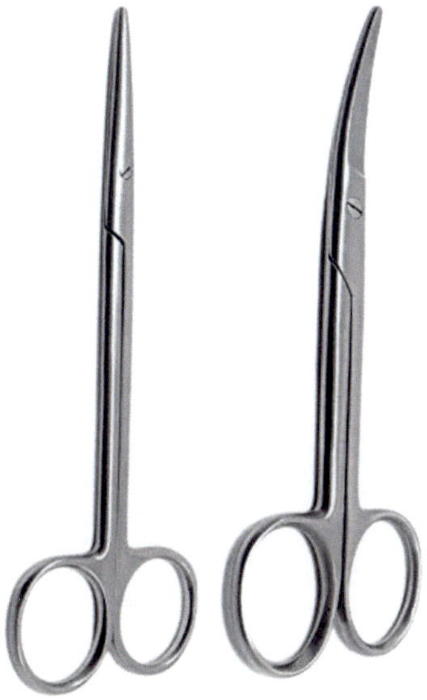

Tijera de Metzenbaum recta y curva.

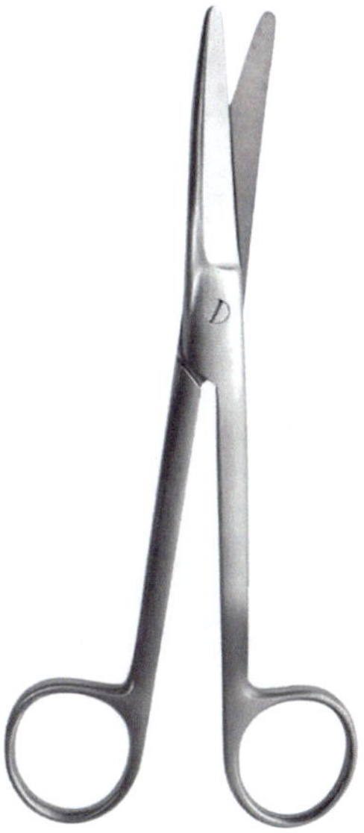

Tijera de Mayo.

INSTRUMENTAL DE TRACCIÓN

PINZA DE FOERSTER

- Son rectas o curvas y de diferentes tamaños. Tienen una cremallera que permite una mayor sujeción y es atraumática.
- También se la conoce como pinza de anillo o aro, permite sujetar material quirúrgico, gasas, cualquier tejido como membranas en una cesárea u órganos como la vesícula.

PINZA DE ALLIS

- Existen de diferentes tamaños.
- Permite sujetar tejido grueso, fascia o tejidos blandos como un seno o un intestino, gracias a sus dientes afilados.

PINZA DE BABCOCK

- Es una pinza larga, con cremallera y mandíbulas terminadas en sentido cóncavo que, cuando se cierran, forman una extremidad redondeada con estrías en sus puntas.
- No tiene dientes, es atraumática y se comporta de forma delicada con el tejido.
- Su función es sostener tejidos u órganos sin dañarlos, tales como vísceras huecas, intestino y trompas uterinas.

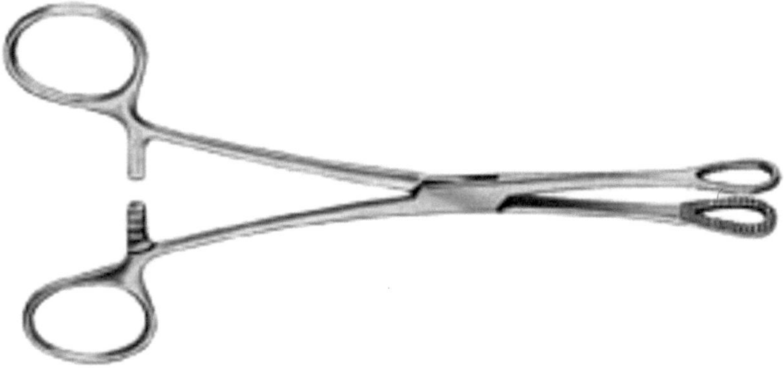

Pinza de Foerster.

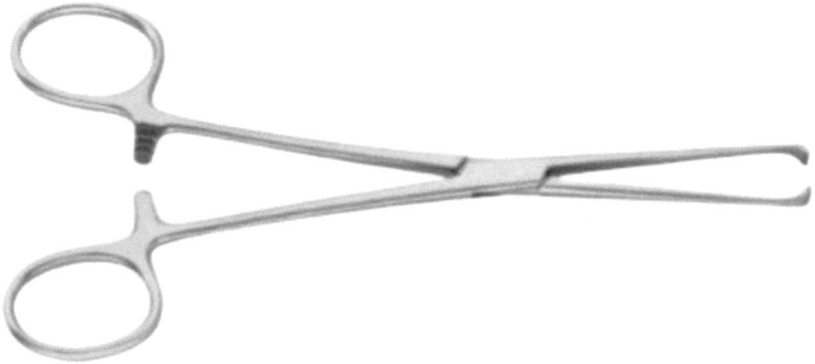

Pinza de Allis.

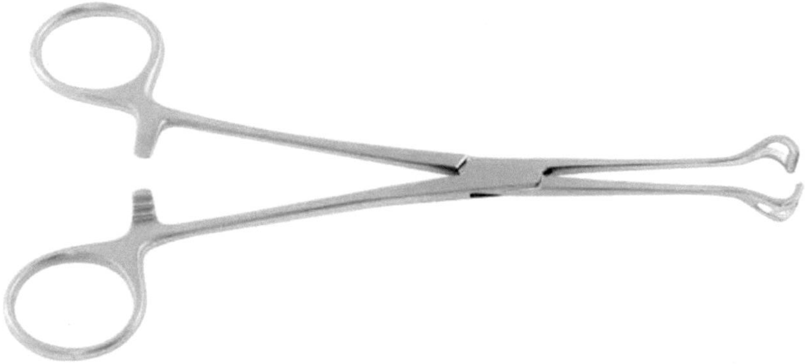

Pinza de Babcok.

Instrumental de disección y separación

Separador de Farebeuf

- Son separadores manuales que se utilizan para planos superficiales como la piel, tejido subcutáneo o músculo. Habitualmente se emplean de manera simétrica y poseen un lado más fino que otro.
- Su función es separar los tejidos para tener un acceso fácil a la zona quirúrgica, protegiendo los tejidos adyacentes a ella y logrando una buena visibilidad.

Separador de Roux

- Consta de una placa curva con extremos ondulados, simulando dos valvas juntas y con los bordes romos para no lesionar al paciente.
- Sirve para separar los extremos de una cavidad o bordes de una herida y mejorar así la visibilidad de la zona quirúrgica.
- Los hay de diferentes tamaños y se utilizan por el extremo más adecuado a la zona que queremos separar.

Separador de Doyen

- Es una herramienta de sujeción que consta de mango y una hoja cóncava.
- Además de la sujeción para ampliar los márgenes de una incisión, puede emplearse como ayuda para manipular órganos y otros tejidos intraabdominales.
- Existen tres tamaños diferentes según su aplicación.

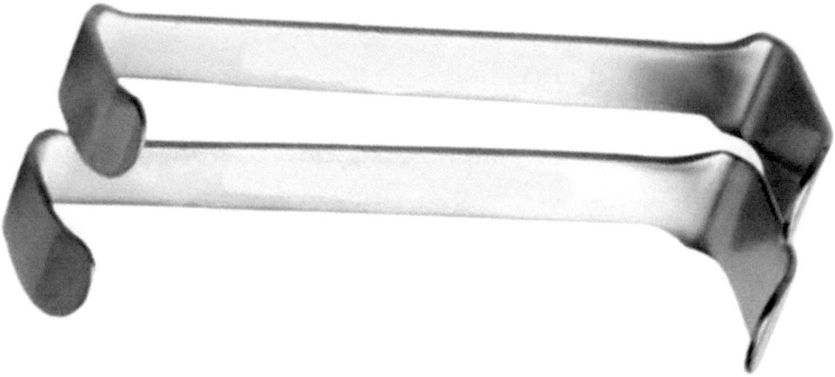

Separadores de Farebeuf.

Separador de Roux.

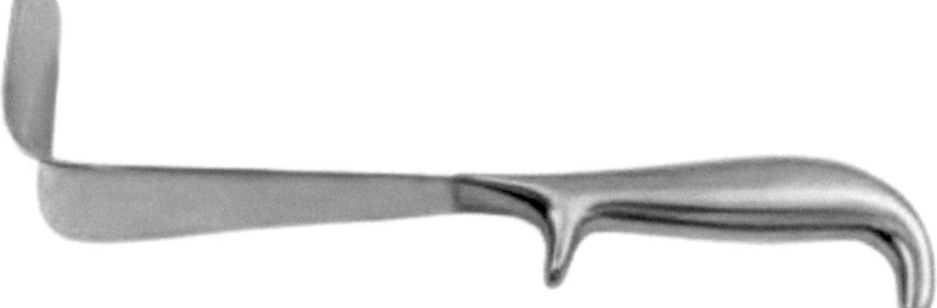

Separador de Doyen.

Pinzas de disección

- Se compone de dos hojas unidas en sus extremos (a esto lo llamamos articulación), un mango estriado para mejorar el agarre, la punta y mandíbula, que es la parte que entra en contacto con los tejidos. Existen diferentes tipos de pinzas (grandes, pequeñas, largas, cortas...) para adaptarse a cualquier especialidad.

- Están elaboradas con acero elástico, de modo que sujetan los tejidos al apretarlas y se sueltan al separarlas. Algunas poseen una varilla que sobresale en la hoja opuesta. Esto permite avisar al cirujano si está ejerciendo una presión excesiva. Las utilizamos en cirugías que requieran una mayor precisión como por ejemplo las cirugías vasculares.

- La terminación de la mandíbula puede ser con dientes o sin dientes.

- Las pinzas de disección sin dientes ejercen su efecto de sujeción por compresión, ayudadas por la presencia de unas estrías en la mandíbula. Se deben emplear para manipular vasos, conductos y vísceras huecas, es decir tejidos en los que una pequeña punción dental causaría fugas. Deben evitarse en la piel porque la aplastan y producen un mal resultado estético.

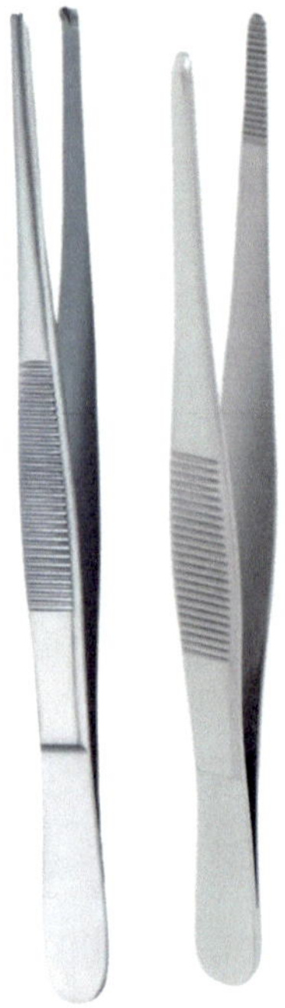

Pinzas disección con dientes y sin dientes.

- Las pinzas con dientes se emplearán para sujetar piel o tejidos duros y resbaladizos, como fastias o fibrocartílagos, ya que se clavan en ellos y permiten su manipulación.

INSTRUMENTAL DE HEMOSTASIA

MOSQUITOS

- Disponen de cremallera y estriado en una única dirección para que se mantengan fijas una vez las hayamos cerrado.
- Lo más común es la punta recta o curva, aunque existen en ángulo recto como un disector. Pueden tener dientes o no.
- Son las pinzas hemostáticas más pequeñas de este grupo.
- Su función principal es realizar el clampado o pinzado de vasos sanguíneos, aunque algunos cirujanos las utilizan para montar ligaduras, disecar tejidos delgados y superficiales o referenciar puntos en el caso de los de punta recta.

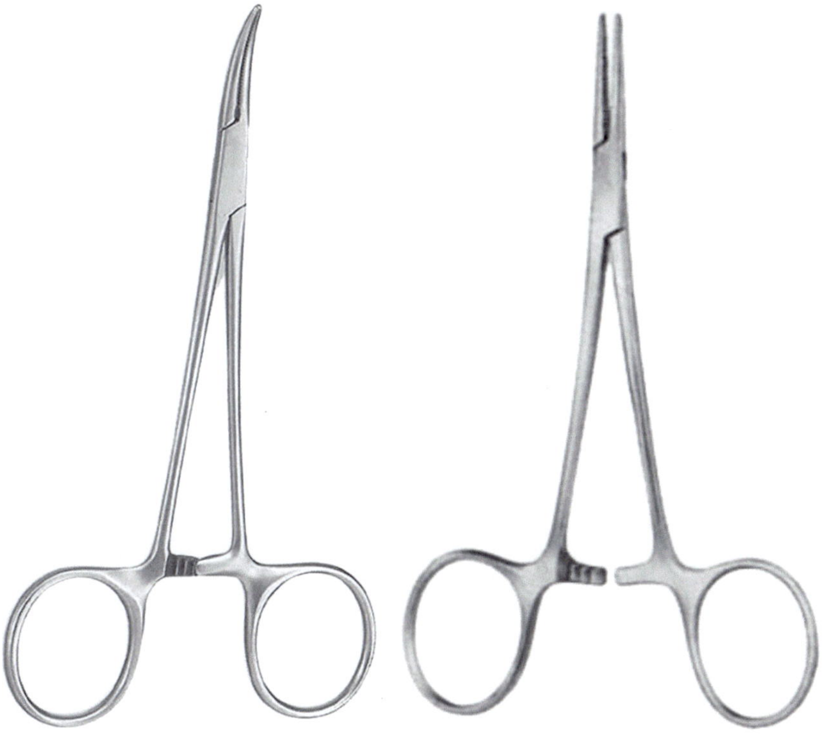

Mosquitos curvos y rectos.

PINZA DE CRILE

- Es una pinza hemostática robusta y atraumática, con las ramas más largas que los mosquitos.
- Pueden ser curvas o rectas y en lugar de dientes poseen estrías horizontales.
- Se utiliza para la compresión de vasos sanguíneos grandes (cirugías de fístulas arterio-venosas, de cuello y bocio...). También permiten montar una ligadura en ellas.

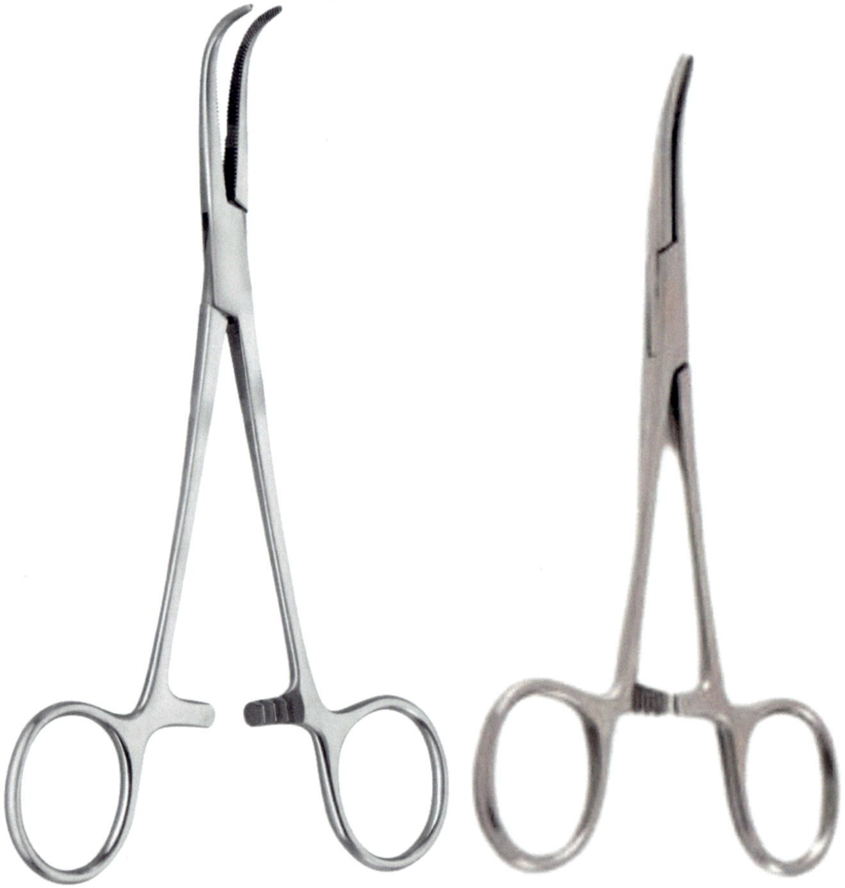

Pinzas de Crille curvas y rectas.

Pinza de Kocher

- Es corta, recta y con dientes en la punta. El resto de la mandíbula tiene estrías transversas complementarias a las de la otra mandíbula y las ramas suelen ser finas.
- Se utiliza para fijar los tejidos de forma firme y consistente, reparar o suspender aponeurosis, así como sujetar órganos huecos antes de ser extirpados.
- Dado que la punta termina en dientes de ratón, no suele emplearse para pinzar vasos.

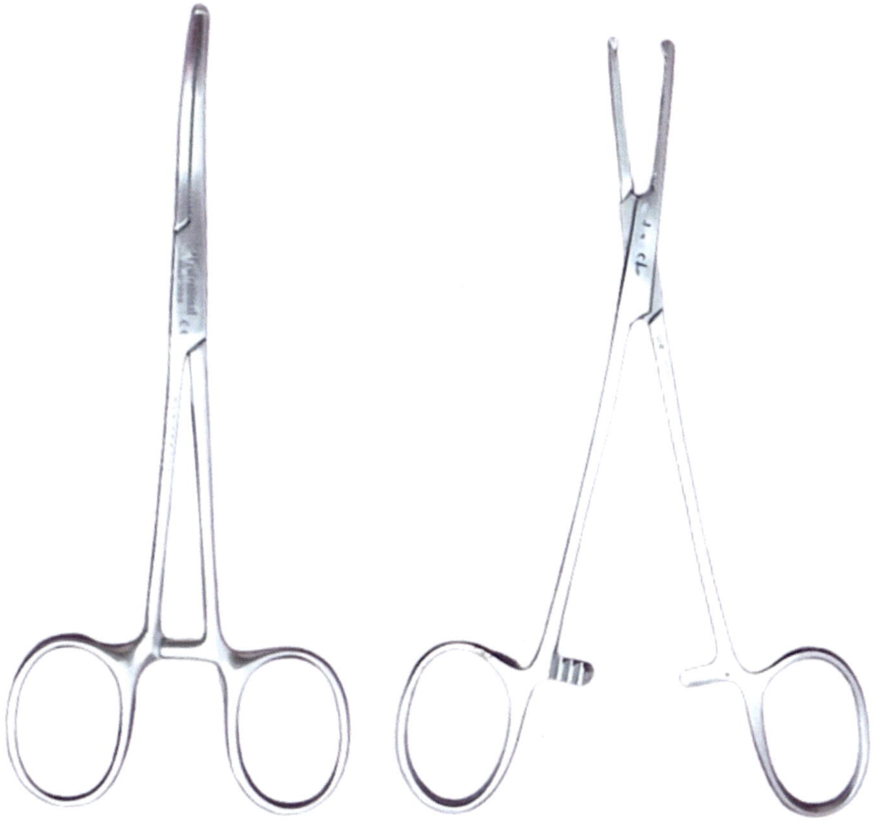

Pinzas de Kocher curvas y rectas.

Pinza de Kelly

- Puede ser curva o recta, sin dientes y sus palas están ranuradas hasta ⅓.
- Su función es hacer hemostasia en vasos pequeños y de mediano calibre.

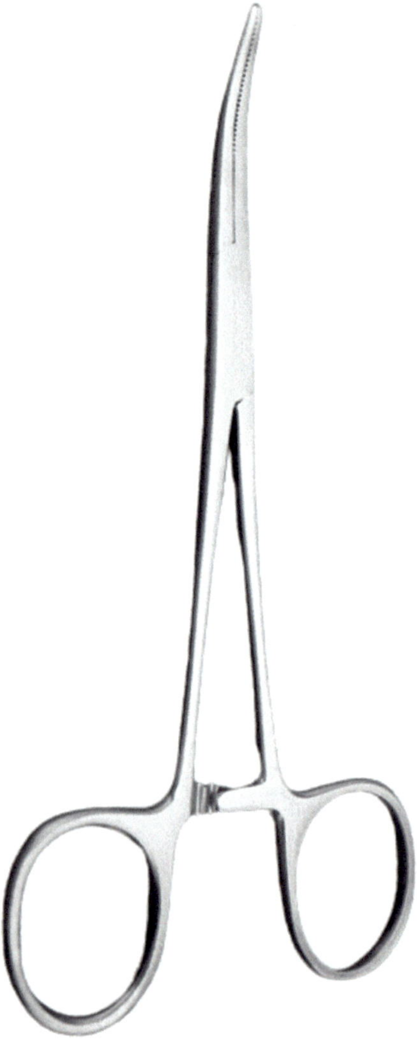

Pinza de Kelly.

INSTRUMENTAL DE SUTURA

SUTURA QUIRÚRGICA

La sutura quirúrgica se compone de dos elementos principales: el hilo y la aguja, que permanecen unidos entre sí.

Hilo:

Los hilos de la sutura se pueden clasificar teniendo en cuenta múltiples factores, como son:

- La capacidad de absorción del hilo por el cuerpo. Este factor determina si se trata de un hilo absorbible o no. En el caso de los hilos absorbibles, el cuerpo los absorbe naturalmente durante el proceso de cicatrización, mientras que en el caso de los hilos no absorbibles, es necesario retirarlos manualmente una vez se haya completado la cicatrización.
- La composición del propio hilo, dividiéndose en sintéticos o naturales, que son los creados a partir de tejidos naturales, como puede ser el colágeno o el algodón.
- El número de filamentos que componen el hilo, dando lugar a hilos de multifilamento (compuestos por más de una hebra, generalmente trenzadas entre sí) o de monofilamento (compuestos por una sola hebra).
- El grosor de la hebra, el cual se divide en función del número de ceros. Debemos tener en cuenta que, cuantos más ceros tenga una sutura, las hebras serán más finas y por lo tanto con menor capacidad de soportar fuerzas tensiles altas. Hay suturas de 0, 1/0, 2/0, 3/0, 4/0, 5/0 y 6/0. Dentro de la escala por grosor, 1/0 es más grueso que 6/0.

Aguja:

Las agujas por su parte, tienen dos características que es necesario conocer a la hora de elegir la mejor opción para la intervención que debemos realizar.

Una de ellas es el tipo de punta, que principalmente puede ser:

- Cilíndrica: Afiladas en la punta pero no tienen los bordes cortantes, así que pinchan pero no cortan el tejido. Se usan en tejidos blandos o vísceras.

- Triangular: Tienen 3 aristas cortantes, por lo que pinchan y cortan el tejido. Se usan en tejidos muy resistentes o duros, como por ejemplo para suturar piel.

- Espatulada: Tienen forma de hexágono aplanado, con dos aristas cortantes. Se utilizan generalmente para tejidos oculares.

- Tapercut: Son una combinación de aguja triangular cerca de la punta y aguja cilíndrica en el resto del cuerpo. Pinchan y cortan, pero de una manera menos traumática que la de punta triangular. Se usa en tejidos resistentes pero frágiles.

Por otro lado, debemos fijarnos en la forma de la aguja, donde en función de su curvatura tenemos:

- Agujas de ¼ de círculo: Se usan en cirugía oftálmica y microcirugía.

- Agujas de ½ de círculo: La más habitual. Para cirugías del tracto biliar y gastrointestinal, cirugías del aparato cardiovascular, ojo, fascia, músculos, cavidad nasal, cavidad oral, pelvis, peritoneo, faringe, pleura, tracto respiratorio, piel, tendones, grasa subcutánea y tracto urogenital.

- Agujas de ⅜ de círculo: Empleada para suturar piel, aponeurosis, tracto biliar, aparato cardiovascular, duramadre, ojo, tracto gastrointestinal, fascia, músculos, miocardio, nervios, pericondrio, periostio, pleura, tendones, tracto urogenital y vasos sanguíneos.

- Agujas de ⅝ de circulo: Usada para cirugías del tracto urogenital, la región anal, la cavidad nasal y la región pélvica.

- Agujas de Anzuelo o tipo J: Tienen las mismas indicaciones en cuanto a tejidos que las agujas de ½, pero debido a su forma son más cómodas para suturar zonas de difícil acceso o profundas.

- Agujas de Esquí: Empleadas para suturar piel o en cirugías laparoscópicas. Debido a su forma permite tomar fragmentos mayores de tejido y es fácil de manipular con el porta.

- Agujas Rectas: Se usan en cirugías del tracto gastrointestinal, la cavidad nasal, la cavidad oral, y para suturar piel, tendones, vasos sanguíneos y nervios. Por otro lado, son fáciles de introducir por el endoscopio.

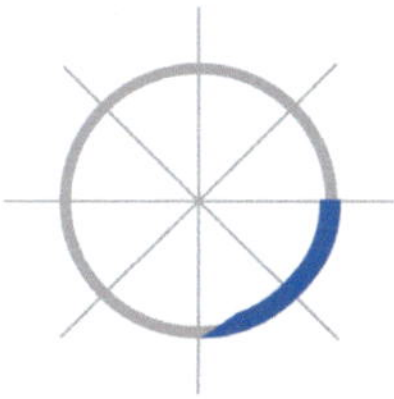

¼ Círculo

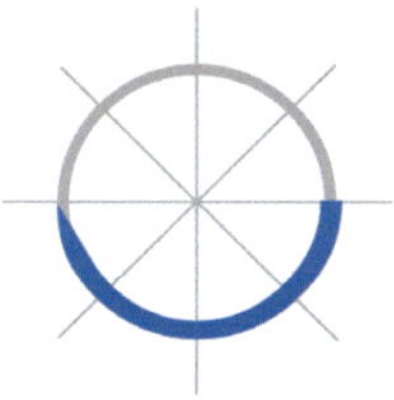

½ Círculo

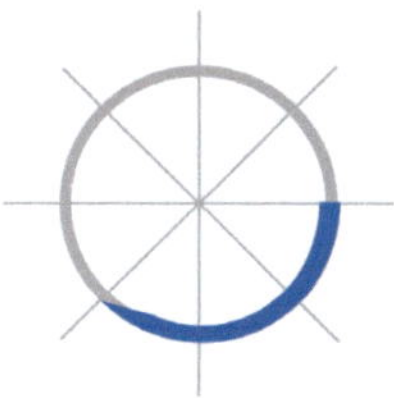

⅜ Círculo

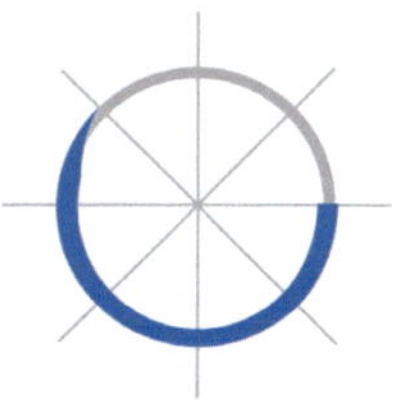

⅝ Círculo

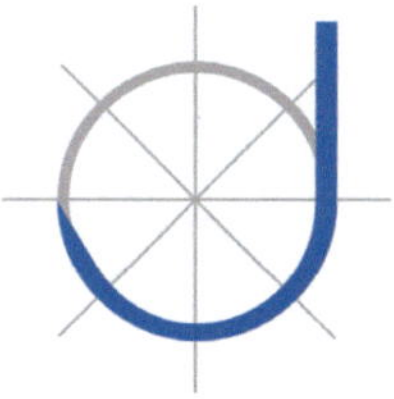

Anzuelo

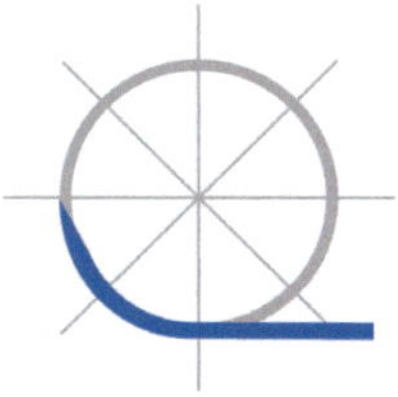

Esquí

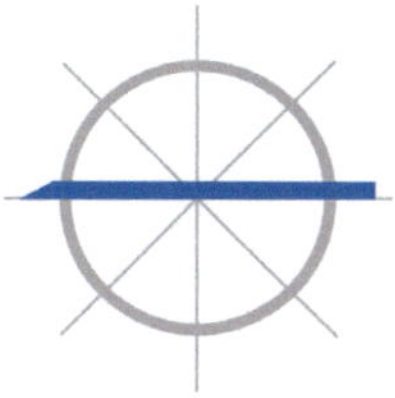

Recta

Porta-agujas

- Posee un mango con una cremallera que bloquea la aguja y permite maniobrar con seguridad en todo tipo de tejidos.
- Existe una gran variedad, con formas y tamaños diferentes para poder suturar fácilmente la zona que estamos tratando.
- Es un instrumento que se utiliza para la sujeción de la aguja de sutura y realizar puntos en el tejido, cavidad, músculo...

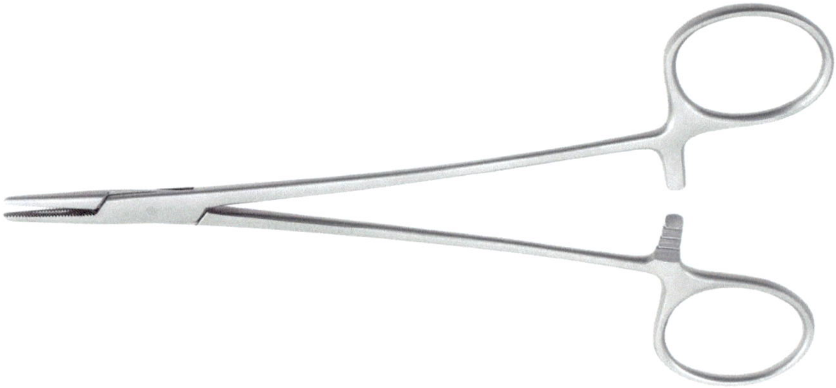

Porta-agujas.

¿QUIERES APRENDER A MONTAR EL HILO Y LA AGUJA DE SUTURA EN EL PORTA-AGUJAS?

ESCANEA EL CÓDIGO QR PARA VER EL VÍDEO EXPLICATIVO

¿CÓMO COLOCAMOS LOS INSTRUMENTOS EN LA MESA?

La mesa de instrumentación es la mesa en la cual se disponen los instrumentos quirúrgicos en orden lógico, para así anticiparse a la necesidad del cirujano. Existen diferentes tipos y se adaptan a la necesidad de los instrumentos específicos para cada cirugía. En la mesa se extiende el cubremesa de manera estéril y en él se coloca el instrumental de manera ordenada.

El instrumental queda dividido en los siguientes grupos:

Material de diéresis, síntesis, presión, exposición, hemostasia, tracción, instrumentación especial, bateas, campo y textiles.

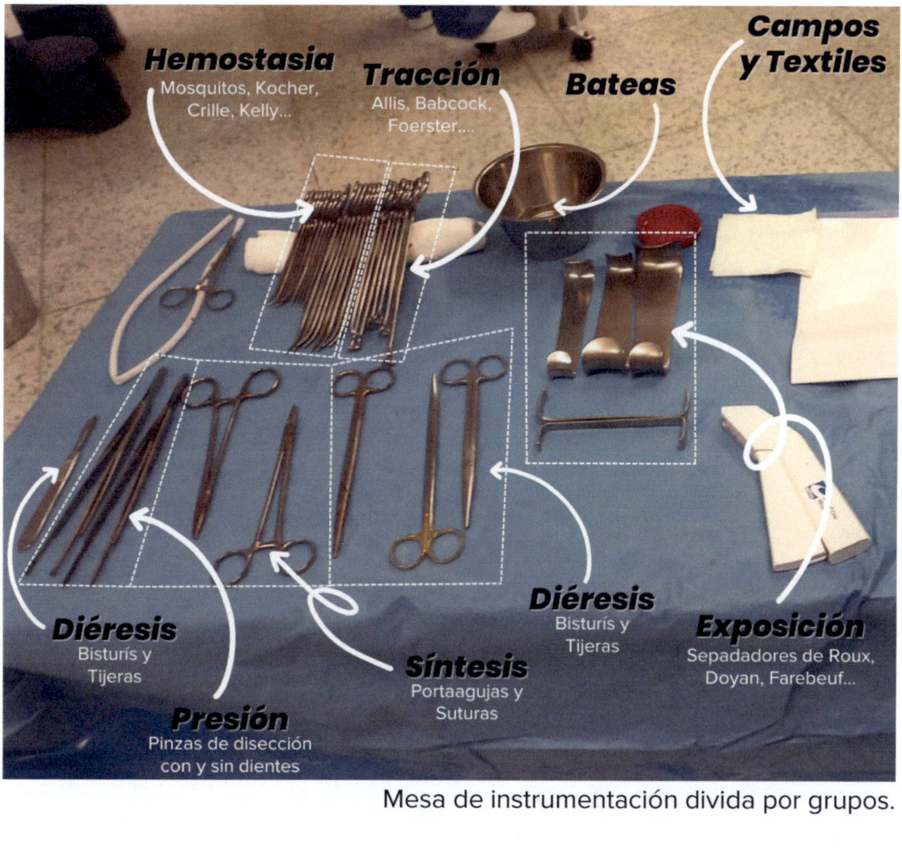

Mesa de instrumentación divida por grupos.

¿QUÉ PONEMOS EN LAS CAJAS DE INSTRUMENTAL QUIRÚRGICO, SEGÚN EL TIPO DE OPERACIÓN?

En este apartado señalamos el material que suele incluirse en las cajas de instrumentación básicas. A lo largo del libro verás que se nombran otras, pero no las incluímos porque su contenido puede variar en cada hospital, incluso las que mencionamos a continuación como elementales. Para conocer las particularidades de tu centro pregúnta en el servicio de esterilización.

CAJA CIRUGÍA MENOR

- ☐ 1 Mango bisturí número 3
- ☐ 1 Pinza de campo
- ☐ 1 Pinza de disección con dientes
- ☐ 1 Pinza de disección sin dientes
- ☐ 1 Tijera de hilos
- ☐ 1 Tijera Mayo
- ☐ 1 Tijera Metzembaum curva
- ☐ 1 Pinza mosquito curvo
- ☐ Pinza Crile
- ☐ 1 Pinza Allis
- ☐ 1 juego de 3 separadores Roux
- ☐ 1 Separador de Farabeuf pequeño
- ☐ 1 Porta agujas
- ☐ 1 Estilete
- ☐ 1 Disector
- ☐ 1 Cazoleta
- ☐ 1 Horquilla
- ☐ 1 Pinza de Pean para pintar
- ☐ 1 Pinza Kocher curva con dientes
- ☐ 1 Pinza Babcock
- ☐ 1 Cestilla para instrumental
- ☐ 1 Contenedor

CAJA APÉNDICE HERNIA

- ☐ 1 Mango bisturí número 3
- ☐ 2 Pinzas de diseccion con dientes
- ☐ 2 Pinzas de disección sin dientes
- ☐ 2 Pinzas de disección vascular
- ☐ 1 Tijera de Metzembaum recta
- ☐ 1 Caja de hilos
- ☐ 1 Tijera Mayo
- ☐ 2 Tijeras Metzembaum curvas
- ☐ 4 Pinzas de mosquito rectas
- ☐ 6 Pinzas de mosquito curvas
- ☐ 8 Pinzas de Crile
- ☐ 4 Pinzas Allis
- ☐ 3 Juegos de separadores Roux
- ☐ 2 Juegos de separadores Farabeuf pequeños
- ☐ 2 Porta agujas
- ☐ 2 Porta agujas delicados
- ☐ 1 Disector
- ☐ 1 Pinza para pintar
- ☐ 1 Pinza Kocher curva con dientes
- ☐ 2 Pinzas Babcock
- ☐ 1 Sonda acanalada
- ☐ 1 Valva maleable grande
- ☐ 1 Valva maleable pequeña
- ☐ 1 Espéculo rectal tipo Czerny
- ☐ 1 Espéculo rectal tipo Pratt
- ☐ 1 Separador rectal Alan-Park
- ☐ 2 Cazoletas
- ☐ 1 Horquilla
- ☐ 1 Cesto para instrumental
- ☐ 1 Contenedor para instrumental

CAJA PARA LAPAROTOMÍA

- ☐ 1 Valva maleable (grande)
- ☐ 1 Valva maleable (pequeña)
- ☐ 1 Separador tipo Gosset pequeño
- ☐ 2 Valva separadora Rochard (suprapúbica)
- ☐ 1 Separador Balfour completo
- ☐ 1 Separador Doyen pequeña
- ☐ 1 Separador Doyen grande
- ☐ 1 Separador Dea Ver
- ☐ 1 Separador Harrington
- ☐ 1 juego de 3 piezas de separadores Roux
- ☐ 1 Juego separadores Farabeuf pequeño
- ☐ 1 Juego separadores Farabeuf grande
- ☐ 1 Separador palpebral
- ☐ 1 Porta agujas Mayo (18,5 cm.)
- ☐ 1 Porta agujas Crile (18 cm.)
- ☐ 1 Porta agujas Crile (23 cm.)
- ☐ 1 Porta agujas Bakey (30 cm.)
- ☐ 1 Mango bisturí número 3
- ☐ 1 Mango bisturí número 3 largo
- ☐ 1 Mango bisturí número 4
- ☐ 1 Tijera Metzembaum curva (20,5)
- ☐ 1 Tijera Metzembaum curva (23)
- ☐ 1 Tijera Metzembaum curva (30,5)
- ☐ 1 Tijera Metzembaum recta
- ☐ 1 Tijera Mayo recta
- ☐ 1 Pinza de disección con dientes
- ☐ 1 Cesto para instrumental
- ☐ 1 Contenedor para instrumental

CAJA PROCTOLOGÍA

- ☐ 2 Mangos bisturí número 3
- ☐ 4 Pinzas de campo
- ☐ 2 Pinzas de disección con dientes
- ☐ 2 Pinzas de disección sin dientes
- ☐ 1 Pinzas de disección vascular
- ☐ 1 Tijera de Metzembaum recta
- ☐ 2 Tijeras de Metzembaum curvas
- ☐ 1 Tijera Mayo
- ☐ 4 Pinzas de mosquito rectas
- ☐ 6 Pinzas de mosquito curvas
- ☐ 8 Pinzas de Crille
- ☐ 2 Pinzas de Allis
- ☐ 1 Juego de 3 separadores Roux
- ☐ 2 Juegos de separadores Farabeuf pequeños
- ☐ 2 Porta agujas
- ☐ 2 Porta agujas delicados
- ☐ 1 Separador Gosset pequeño
- ☐ 1 Separador Gosset mediano
- ☐ 1 Disector
- ☐ 1 Pinza de Pean para pintar
- ☐ 2 Pinzas Kocher curvas con dientes
- ☐ 4 Pinzas Babcock
- ☐ 1 Sonda acanalada
- ☐ 1 Clamp intestinal curvo
- ☐ 1 Valva maleable grande
- ☐ 1 Valva maleable pequeña
- ☐ 2 Cazoletas
- ☐ 1 Horquilla
- ☐ 1 Cesto para instrumental
- ☐ 1 Contenedor para instrumental

10 PASOS QUE TODO INSTRUMENTISTA DEBIERA APLICAR

Después de lavarte como hemos explicado anteriormente, monta la mesa e instrumental según la disposición del procedimiento. Puede parecerte rutinario y darlo poca importancia, pero seguir estos pasos te proporcionarán no solo seguridad a tí durante la intervención, sino también al paciente y a tus compañeros.

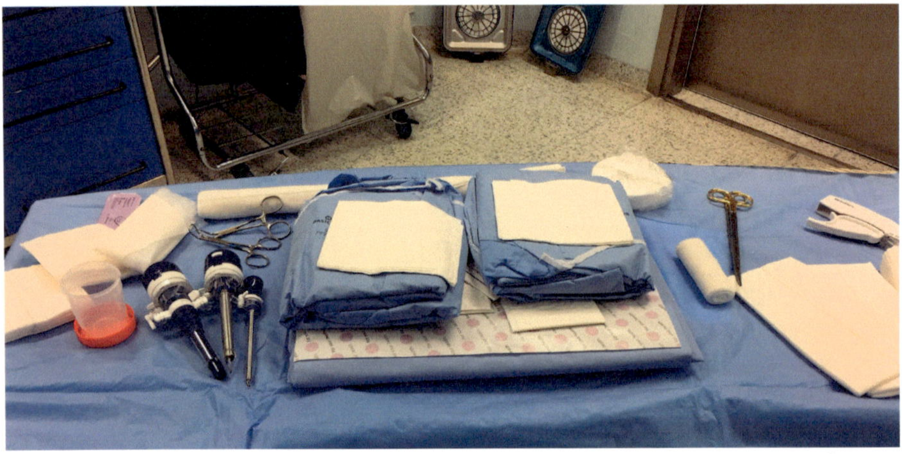

Ejemplo de preparación de la mesa y el campo quirúrgico.

PASO 1

El enfermero circulante facilita al instrumentista el set de preparación del campo quirúrgico, compuesto por:

- ☐ Varios paños para el campo.
- ☐ El paño para la mesa de instrumentación.
- ☐ Las batas y paños auxiliares.

PASO 2

El instrumentista apoyará el set sobre la mesa de instrumentación. Lo abrirá de dentro hacia afuera (evitando así contaminarse con el procedimiento), alejando las puntas hasta el extremo de la mesa.

PASO 3

Seguro que recuerdas lo que hablamos sobre la colocación de la bata y los guantes, pero un repaso rápido nunca viene mal:

- Coge la bata por la parte interior de los hombros e introduce los brazos por las aberturas. Déjate acomodar el resto de la bata por el enfermero circulante.

- El enfermero circulante habrá depositado los guantes estériles en la mesa. Tómalos por la parte doblada interna. Mete primero la mano dominante en un guante y luego la otra.

- Si estás incómodo con la bata y necesitas ajustarla, espera a tener puestos los guantes para no contaminar la bata con las manos descubiertas. Cuando lleguen el cirujano principal y su ayudante se les ofrecerá la bata y un paño para el secado de las manos en caso de que hayan utilizado solución antiséptica jabonosa.

- Una vez vestidos, el circulante ayudará al correcto ajuste y el instrumentista procederá a la colocación de los guantes al cirujano, siguiendo el orden de la mano dominante.

PASO 4

El instrumentista recoge la solución antiséptica que se utilizará para pintar el campo de la incisión y, si le fuera posible, auxilia al cirujano ayudante a la colocación de los campos quirúrgicos. No te olvides de comprobar que la toma de tierra esté colocada correctamente al paciente, así como los sondajes vesicales, en caso de necesitarlos.

PASO 5

Las soluciones estériles que se viertan en la mesa de instrumental deben aplicarse y volcarse sin salpicaduras, ten cuidado que no goteen ni manchen la mesa.

PASO 6

El instrumentista prepara toda la mesa quirúrgica con el instrumental, compresas, gasas, torundas y demás utensilios siguiendo un orden lógico. La intervención no puede comenzar hasta que termine de preparar la mesa.

PASO 7

La disposición de las suturas, hojas de bisturí y ligaduras se colocará teniendo en cuenta la disponibilidad y necesidad de las mismas. Siempre debe haber, al menos, 3 unidades de cada una y recuerda que deben reponerse inmediatamente después de utilizarse. El instrumentista y el circulante deben comunicarse para evitar demoras en la reposición de estos elementos, así como de las compresas y gasas usadas.

PASO 8

La forma universal de colocar el material en la mesa tiene relación con la proximidad al instrumentista:

- Sitúa primero los instrumentos de corte y disección para la incisión cutánea y de los planos superficiales.
- Las primeras pinzas serán las que contienen dientes y a continuación las romas.
- Las tijeras y pinzas de hemostasia, seguidas de las pinzas de agarre, clamps y disectores más profundos, así como el material específico para la intervención.
- Los separadores se ubicarán cerca de las tijeras.
- Los instrumentos cortos se utilizan para los planos superficiales y los largos cuando trabajamos en profundidad una cavidad corporal. Ten en cuenta que muchos instrumentos se utilizan en pares o en secuencia.

PASO 9

La entrega del instrumental:

- Pásale el instrumento a la mano derecha del cirujano, que pueda cogerlo sin mirarlo.
- Ofrécelo a la palma de su mano, por la parte convexa en caso de ser curvo y por la parte no cortante para evitar lastimarlo.
- Cuando haya acabado con el instrumento, te lo devolverá, evitando dejarlo encima del paciente por el riesgo de pérdida o caída del mismo. Si las circunstancias lo permiten, siempre debe ser requerido.
- El instrumental que entregues siempre debe estar limpio, de modo que cualquier mancha o depósito en el mismo debes limpiarlo inmediatamente con una gasa húmeda o una esponja estéril mojada. En el caso del instrumental con conexión eléctrica, como por ejemplo la punta del bisturí eléctrico, ligasure o hook de laparoscopia, debes quitarle el exceso de carbonilla.

PASO 10

Cuando finalice la intervención, no se cerrará la herida profunda hasta que no se realice un recuento de todo el material utilizado (textil y metálico), así como cambiarse de guante y campo en los casos necesarios. El enfermero instrumentista hará cómputo de textiles y material quirúrgico dentro de campo, mientras que el circulante se centrará en los textiles fuera de campo. Cuando nos aseguremos de que todo está correcto, cerraremos la herida procurando que el instrumental no haya sido utilizado anteriormente.

CAPÍTULO 5

LA ANESTESIA

¿QUÉ TIPOS DE ANESTESIA PODEMOS NECESITAR?

La anestesia es la pérdida de la conciencia o la sedación por medio de fármacos para disminuir o bloquear la sensación dolorosa de manera general, local o regional.

ANESTESIA LOCAL

Solo adormece la zona a tratar, bloqueando el impulso nervioso de la misma. No produce amnesia y el paciente es capaz de respirar por sí mismo.

Es posible administrarlo de manera conjunta con fármacos para reducir la ansiedad y sedar al paciente por vía intravenosa u oral.

La anestesia local puede ser tópica, en spray, por infiltración con jeringa y aguja subcutánea o intramuscular.

Los fármacos más utilizados son Lidocaína (2% o 5%), Mepivacaína (2% o 5%) y Bupivacaína, que puede ir mezclada con Adrenalina para que actúe como vasoconstrictor.

ANESTESIA REGIONAL

Duerme una región del cuerpo y existen diferentes técnicas en función de la zona:

En el caso de un brazo o una pierna, lo más habitual es utilizar la anestesia troncular para un solo nervio o la de plexo cuando se anestesia un conjunto de nervios.

Para la parte inferior del cuerpo o la zona abdominal inferior, lo más común es la anestesia raquídea o epidural.

Si la infiltración de anestésico local tiene lugar en la zona cercana a la columna vertebral diferenciamos entre la anestesia raquídea y la epidural.

- En la anestesia raquídea la infiltración atraviesa la duramadre y el anestésico se inyecta en el espacio donde circula el líquido cefalorraquídeo.

- Por su parte, cuando aplicamos anestesia epidural la aguja no atraviesa la duramadre y el anestésico actúa en el espacio donde entran los nervios en la médula. Además, en el caso de la anestesia epidural es habitual dejar colocado un catéter para el control del dolor postoperatorio o dolor en el parto.

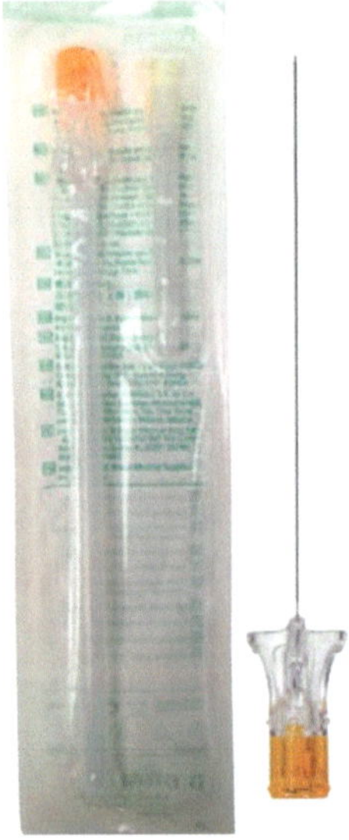

Aguja punción raquídea.

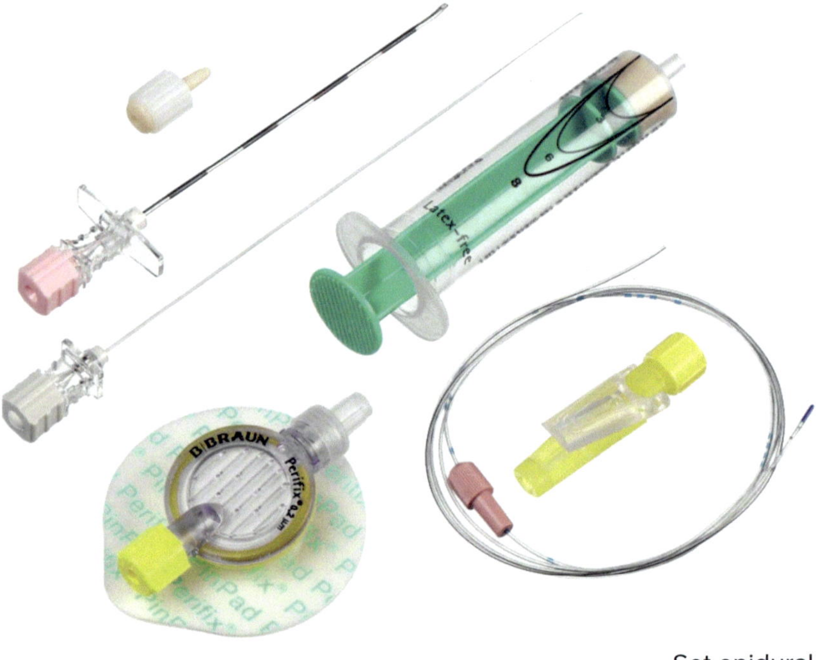

Set epidural.

ANESTESIA GENERAL

Produce analgesia, amnesia y relajación por medio de fármacos, tanto intravenosos como inhalados.

El paciente estará completamente dormido, vigilado por un anestesiólogo y por una enfermera, con monitorización de sus constantes vitales (ECG, SatO2, TA, BIS, etcétera).

La relajación muscular y la sedación hace que sea necesario conectarlo a un respirador, por medio de un tubo endotraqueal.

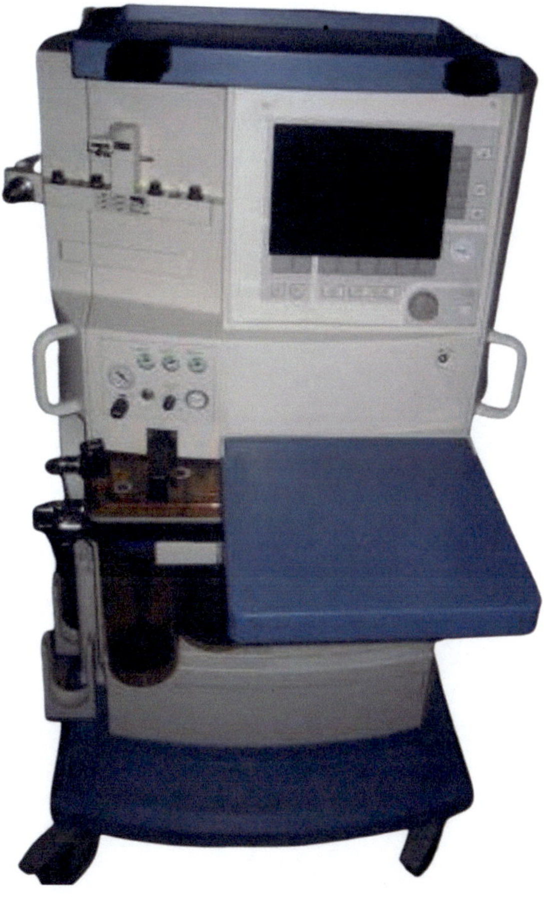

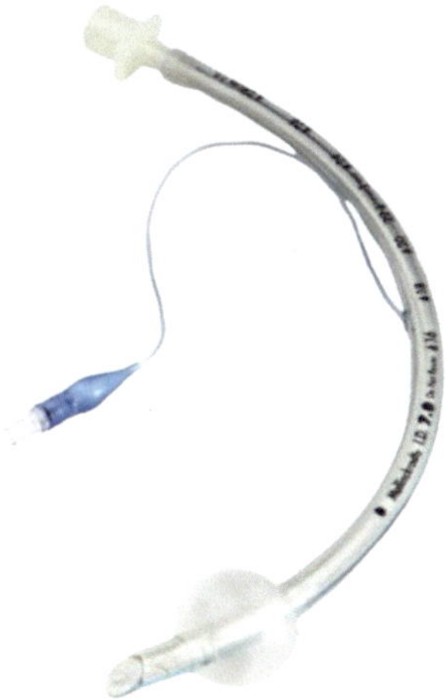

Tubo endotraqueal.

Ventilador mecánico.

CAPÍTULO 6

TIPOS DE INTERVENCIONES PROGRAMADAS

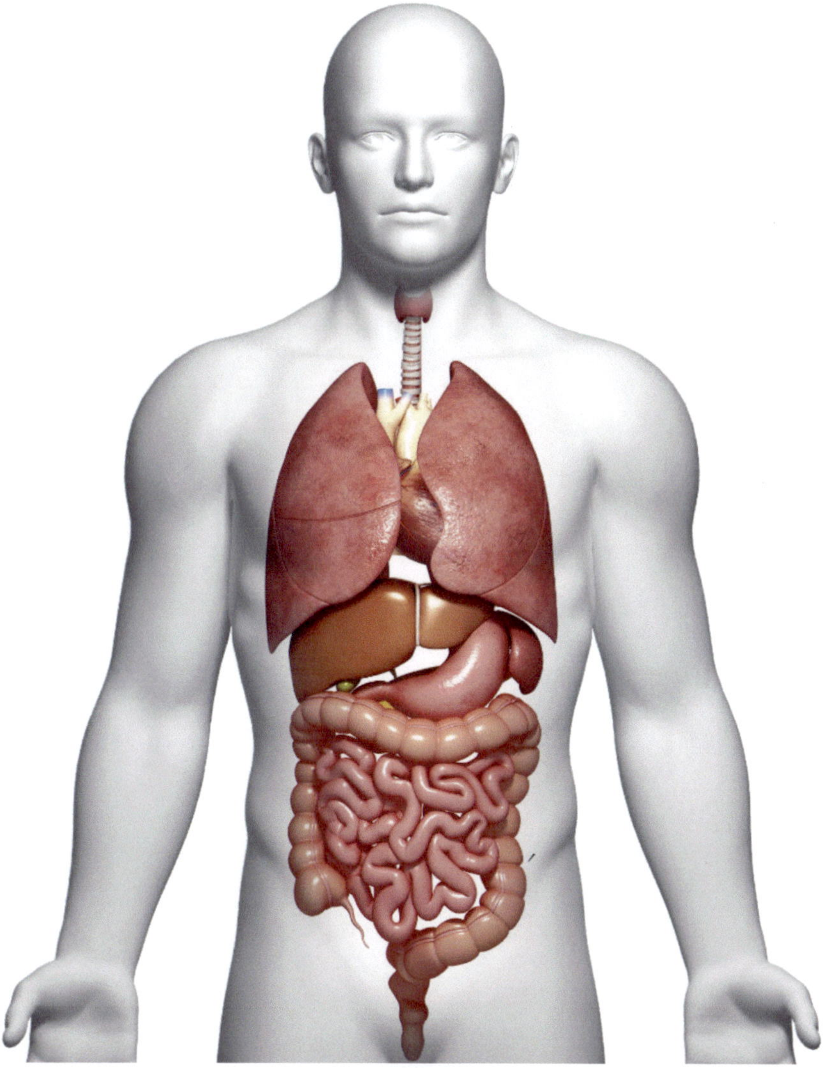

CIRUGÍAS DE LA HERNIA

HERNIA DE LA PARED ABDOMINAL (EPIGÁSTRICAS Y UMBILICALES)

Indicaciones:

Corregir la hernia de pared abdominal (salida de contenido intraabdominal cubierto por saco peritoneal) para evitar complicaciones como la estrangulación o la incarceración.

Cobertura Quirúrgica:

Set universal (compuesto por una sábana para cuerpo superior, una sábana para cuerpo inferior y dos paños con pegatina para ambos lados).

Posición Quirúrgica:

Decúbito supino.

Anestesia:

Raquídea (si no hay contraindicaciones) o general (según la intervención y características del paciente).

Instrumental:

Caja con instrumental para hernia.

Material fungible / no fungible:

- ☐ Batas estériles.
- ☐ Gasas.
- ☐ Compresas.
- ☐ Guantes estériles.
- ☐ Hoja bisturí número 10.
- ☐ Bisturí eléctrico.
- ☐ Aspirador 18 (opcional).
- ☐ Malla para pared abdominal.

SUTURAS

- ☐ Sutura multifilamento sintético absorbible Poliglactina 910™ (ej: Vycril) 2/0 aguja cilíndrica 26 mm. para fijar malla.
- ☐ Sutura multifilamento sintético absorbible Poliglactina 910™ (ej: Vycril) 2/0 aguja cilíndrica 37 mm. para tejido subcutáneo (si precisa).
- ☐ Agrafes (según preferencias) para piel.

APARATAJE:

- ☐ Consola para bisturí eléctrico.
- ☐ Sistema de aspiración.

TÉCNICA QUIRÚRGICA:

- Incisión de la piel sobre tumoración y de tejido celular subcutáneo y grasa hasta encontrar el saco herniario.
- Disección del saco herniario en toda su longitud y perímetro hasta exponer vaina de músculos rectos anteriores del abdomen.
- Apertura del saco herniario o reintroducción del mismo en cavidad, sin abrir el mismo y separarlo de los labios del defecto aponeurótico (anillo de la hernia).
- Confección de plug de polipropileno que se fijará circularmente con puntos sueltos en los bordes del anillo.
- En algunas ocasiones es necesario cerrar el defecto herniario con puntos sueltos o sutura continua de material reabsorbible, colocar la malla plana, fijarla fuera de la herida aponeurótica cerrada con puntos sueltos o agrafes a la vaina anterior de los rectos.
- Cierre por planos del tejido interno, dejando drenaje aspirativo, si procede.
- Cierre de la piel con agrafes.

HERNIA INGUINAL

INDICACIONES:

Tratamiento de la hernia inguinal para evitar complicaciones como la eventración o la incarceración.

COBERTURA QUIRÚRGICA:

Set universal (compuesto por una sábana para cuerpo superior, una sábana para cuerpo inferior y dos paños con pegatina para ambos lados).

POSICIÓN QUIRÚRGICA:

Decúbito supino.

ANESTESIA:

Raquídea (si no hay contraindicaciones) o general según características del paciente.

INSTRUMENTAL:

Caja con instrumental para hernia.

MATERIAL FUNGIBLE / NO FUNGIBLE:

- ☐ Batas estériles.
- ☐ Gasas.
- ☐ Compresas.
- ☐ Guantes estériles.
- ☐ Hoja bisturí número 10.
- ☐ Bisturí eléctrico.
- ☐ Aspirador 18 (opcional).
- ☐ Malla para pared abdominal.

SUTURAS:

- ☐ Sutura multifilamento sintético absorbible Poliglactina 910™ (ej: Vycril) 2/0 aguja cilíndrica 26 mm. para fijar malla.

- ☐ Sutura multifilamento sintético absorbible Poliglactina 910™ (ej: Vycril) 2/0 aguja cilíndrica 37 mm. para tejido subcutáneo (si precisa).
- ☐ Agrafes (según preferencias) para piel.

APARATAJE:

- ☐ Consola para bisturí eléctrico.
- ☐ Sistema de aspiración.

TÉCNICA QUIRÚRGICA:

- Incisión sobre conducto inguinal (incisión de Gregoire).
- Apertura de piel y tejido celular subcutáneo. Identificamos la vena epigástrica superficial que se liga o se coagula.
- Apertura de la fascia de Scarpa (fascia torácica superficial) para encontrar en profundidad la aponeurosis del oblicuo mayor y el orificio inguinal superficial.
- Incisión de la aponeurosis del oblicuo mayor con electrobisturí o tijera, siguiendo el eje del orificio inguinal superficial, evidenciándose, tras la apertura el conducto inguinal compuesto por el cordón espermático en los hombres o el ligamento redondo en las mujeres, y la musculatura del mismo (oblicuo mayor, menor y transverso así como el ligamento inguinal y la fascia transversalis en profundidad).
- Utilizamos dos pinzas en espejo que cogerán por un lado la aponeurosis del oblicuo mayor y por el otro lado el ligamento inguinal.
- Aislamos el cordón espermático y pasamos una tubuladura tipo Penrose para su manejo y movilidad.
- Identificar el saco herniario, que puede estar dentro del cordón (hernia funicular), o bien es un defecto de la pared posterior del conducto inguinal (hernia directa).
- Disecar el saco herniario para reintroducción en cavidad.

- En caso de hernia inguinal indirecta o funicular, tras reintroducir el saco por el orificio inguinal profundo, se realiza un plug de polipropileno y se aloja en el mismo para fijarlo en el orificio inguinal con un par de puntos sueltos de material reabsorbible.
- Confeccionar malla plana para fijación en pared posterior. Ésta se fija en su extremo más bajo al ligamento de Cooper, por fuera al ligamento inguinal y por dentro al tendón conjunto, procediendo a cerrar sobre el orificio inguinal profundo, mediante la confección de una corbata que se cose detrás de él.
- Comprobar hemostasia y cerrar por planos.

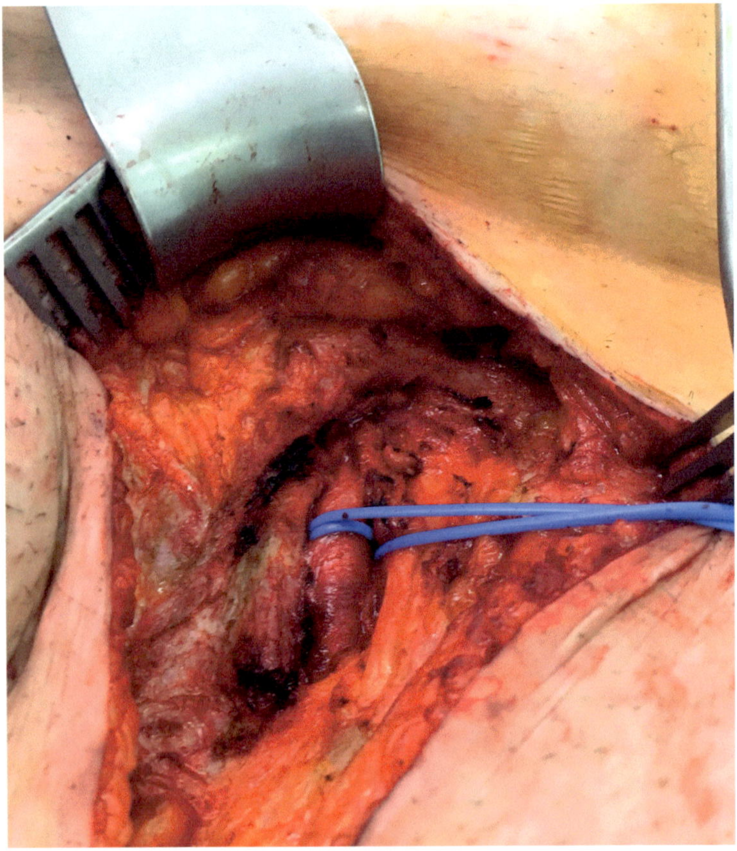

Vaciamiento inguinal.

HERNIA CRURAL

INDICACIONES:

Tratar la hernia crural para evitar las mismas complicaciones descritas anteriormente con la hernia inguinal, es decir, la eventración y la incarceración.

COBERTURA QUIRÚRGICA:

Set universal (compuesto por una sábana para cuerpo superior, una sábana para cuerpo inferior y dos paños con pegatina para ambos lados).

POSICIÓN QUIRÚRGICA:

Decúbito supino.

ANESTESIA:

Raquídea (si no hay contraindicaciones) o general (según características del paciente).

INSTRUMENTAL:

Caja con instrumental para hernia.

MATERIAL FUNGIBLE / NO FUNGIBLE:

- ☐ Batas estériles.
- ☐ Gasas.
- ☐ Compresas.
- ☐ Guantes estériles.
- ☐ Hoja bisturí número 10.
- ☐ Bisturí eléctrico.
- ☐ Aspirador 18 (opcional).
- ☐ Malla para pared abdominal.

Suturas:

- ☐ Sutura multifilamento sintético absorbible Poliglactina 910™ (ej: Vycril) 2/0 aguja cilíndrica 26 mm. para fijar malla.
- ☐ Sutura multifilamento sintético absorbible Poliglactina 910™ (ej: Vycril) 2/0 aguja cilíndrica 37 mm. para tejido subcutáneo (si precisa).
- ☐ Agrafes (según preferencias) para piel.

Técnica quirúrgica:

- El orificio crural es una estructura rígida, está situada por debajo del ligamento inguinal, con unos límites bien definidos: el ligamento inguinal por arriba, el ligamento de Cooper por dentro, la vena femoral por fuera y la fascia pectínea por detrás. Su diámetro no suele ser mayor de 2 centímetros y la técnica quirúrgica es similar a la descrita en la cirugía de la hernia inguinal.
- Incisión sobre la ingle afectada, ya fuera sobre tumoración o bien Gregoire ipsilateral para inguinalización de la misma.
- Disección por planos, evitando las disecciones ganglionares de la zona.
- Disección del saco herniario de las estructuras de vecindad y reintroducción en cavidad.
- Confección de plug que se aloja y fija por arriba y perimetralmente a las estructuras referidas (en el caso de la vena, a su tejido periadventicial).
- Cierre por planos.

EVENTRACIÓN

INDICACIONES:

También denominada hernia incisional, provocada por un defecto de cicatrización aponeurótica tras abordaje de la cavidad abdominal. Con esta técnica quirúrgica procedemos a su tratamiento.

COBERTURA QUIRÚRGICA:

Set universal (compuesto por una sábana para cuerpo superior, una sábana para cuerpo inferior y dos paños con pegatina para ambos lados).

ANESTESIA:

General, según las características del paciente.

INSTRUMENTAL:

Caja con instrumental para laparotomía.

MATERIAL FUNGIBLE / NO FUNGIBLE:

- ☐ Batas estériles.
- ☐ Gasas.
- ☐ Compresas.
- ☐ Guantes estériles.
- ☐ Hoja bisturí número 10.
- ☐ Bisturí eléctrico.
- ☐ Aspirador 22.
- ☐ Aro (el número dependerá del tamaño de la incisión).
- ☐ Malla para pared abdominal.
- ☐ Grapadora malla (opcional).

Suturas:

- ☐ Sutura multifilamento sintético absorbible Poliglactina 910™ (ej: Vycril) 2/0 aguja cilíndrica 26 mm. para fijar malla.
- ☐ Sutura multifilamento sintético absorbible Poliglactina 910™ (ej: Vycril) 2/0 aguja cilíndrica 37 mm. para tejido subcutáneo (si precisa).
- ☐ Sutura multifilamento sintético absorbible Poliglactina 910™ (ej: Vycril) 2/0 o 3/0, según el grosor del vaso para ligaduras.
- ☐ Sutura multifilamento sintético absorbible Poliglactina 910™ (ej: Vycril) 0 aguja cilíndrica 37 mm. para peritoneo.
- ☐ Sutura monofilamento sintético absorbible Glycomer 631™ (ej. Byosin) loop del 1.
- ☐ Agrafes para piel (según preferencias).

Aparataje:

- ☐ Consola para bisturí eléctrico.
- ☐ Sistema de aspiración.

Técnica quirúrgica:

- En una intervención estándar se procede a la incisión de la piel, resecando normalmente la cicatriz y disección por planos, hasta encontrar el saco.
- Confección de dos solapas dermocutáneas y exposición de la vaina anterior de rectos así como del anillo.
- Disección del saco herniario y liberación de las estructuras de vecindad.
- Apertura del saco, comprobamos el contenido y viabilidad, reintroducimos el contenido en la cavidad y procedemos a la resección del saco herniario o la reintroducción del mismo, tras haberlo suturado para la colocación de la malla preperitoneal.

En el caso de decidirse por la **técnica preperitoneal**:

- Separar el saco y peritoneo por dentro y debajo del anillo para introducir la malla plana en ese espacio creado, que se fijará con puntos sueltos a los bordes del anillo.
- Colocamos los drenajes tras comprobar hemostasia y cierre por planos.

Si por el contrario optamos por la **técnica subcutánea**:

- Suturamos el defecto aponeurótico con sutura continua.
- Inmediatamente haremos una incisión a unos 2 cm. de la misma de forma vertical de las vainas anteriores del recto sobrepasando la herida suturada.
- Separar hacia dentro las vainas seccionadas y coserlas de nuevo con una sutura continua.
- Prepararemos una malla plana ancha para cubrir todo el defecto y lo fijamos con agrafes o sutura contínua a los bordes de las vainas incididas.
- Colocamos los drenajes tras comprobar hemostasia y cierre por planos.

CIRUGÍA TIROIDEA

LOBECTOMÍA TIROIDEA

INDICACIONES:

Tratamiento quirúrgico del nódulo tiroideo benigno, que no responde a tratamientos médicos ni ablativos.

COBERTURA QUIRÚRGICA:

- ☐ Set universal (compuesto por una sábana para cuerpo superior, una sábana para cuerpo inferior y dos paños con pegatina para ambos lados).
- ☐ Cubremesa de Mayo.

POSICIÓN QUIRÚRGICA:

Decúbito supino con hiperextensión cervical, para una mayor exposición de la zona quirúrgica. Se precisa colocar una almohadilla bajo los hombros para favorecer la hiperextensión.

ANESTESIA:

General, según las características del paciente. La intubación orotraqueal se realizará con un tubo endotraqueal anillado y especial para poder monitorizar el nervio vago y recurrente mediante electromiografía.

INSTRUMENTAL:

Caja con instrumental para cuello.

MATERIAL FUNGIBLE / NO FUNGIBLE:

- ☐ Batas estériles.
- ☐ Gasas.
- ☐ Compresas.
- ☐ Guantes estériles.
- ☐ Hoja bisturí número 15.
- ☐ Bisturí eléctrico.
- ☐ Terminal en punta fina para bisturí eléctrico (opcional).

- ☐ Aspirador 12.
- ☐ Ligasure Precise™.
- ☐ Sonda de electromiografía desechable.
- ☐ Bolsa instrumental.
- ☐ Torundas.

SUTURAS

- ☐ Sutura multifilamento sintético absorbible Poliglactina 910™ (ej: Vycril) 3/0 aguja cilíndrica 26 mm. para el cierre.
- ☐ Sutura multifilamento sintético absorbible Poliglactina 910™ (ej: Vycril) 2/0 o 3/0, dependerá del grosor del vaso, para ligaduras.
- ☐ Sutura multifilamento trenzado no absorbible (ej: Seda) 0 aguja triangular 37 mm. para exposición de estructuras.
- ☐ Sutura monofilamento sintético absorbible Glycomer 631™ (ej. Byosin) 3/0 aguja triangular 26 mm. para sutura intradérmica.

APARATAJE:

- ☐ Consola para bisturí eléctrico.
- ☐ Sistema de aspiración.
- ☐ Consola de electromiografía.

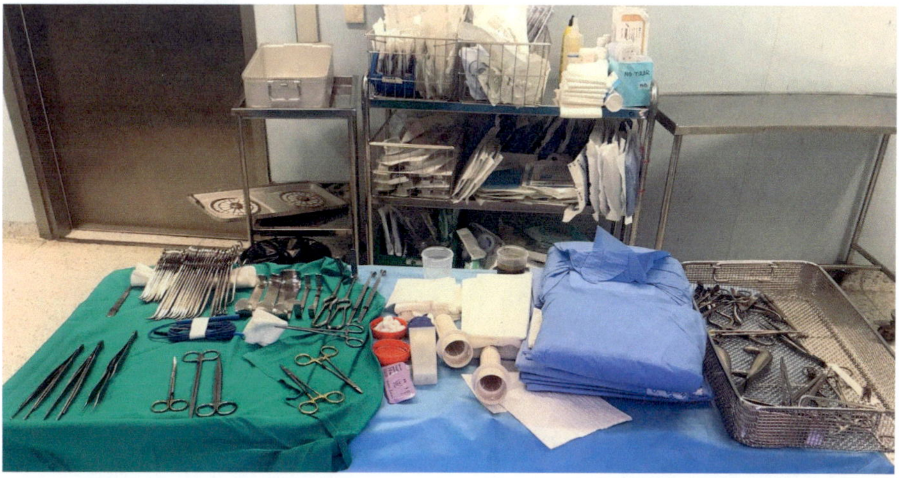

Mesa para cirugía tiroidea.

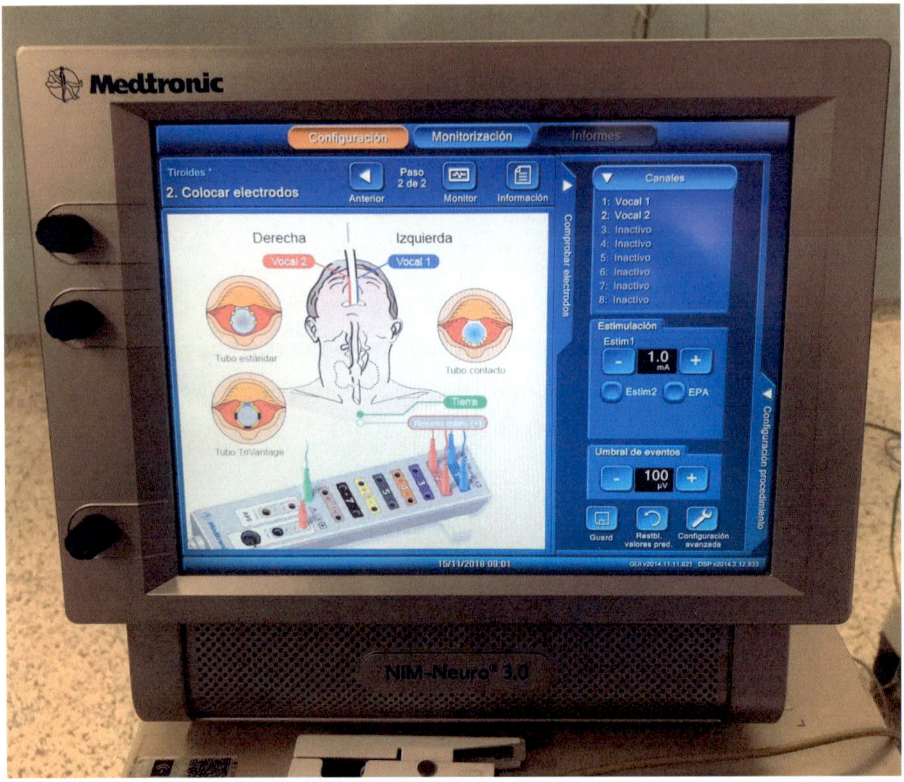

Monitor de la consola de electromiografía.

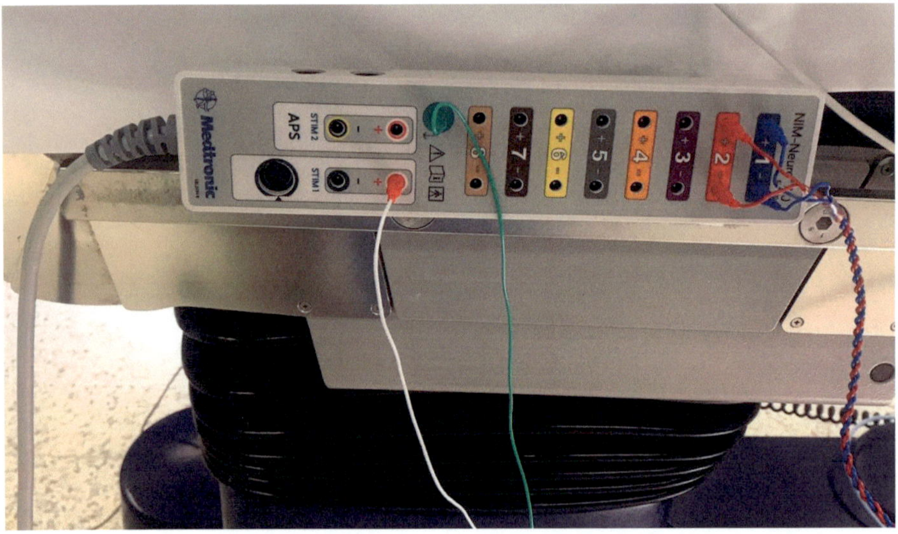

Caja de interfaz para tansmitir la señal nerviosa al monitor.

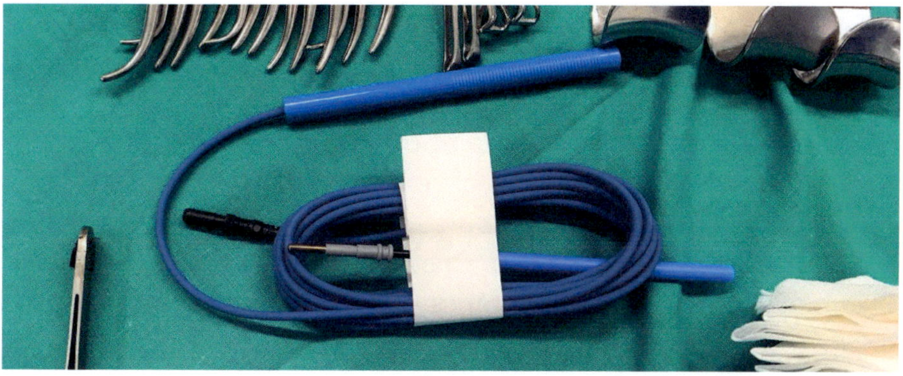

Electrodo para la estimulación del nervio.

TÉCNICA QUIRÚRGICA:

- Preparar el campo dejando libre y expuesto desde la mandíbula hasta 5 cm. por debajo del yugulum esternal.
- Incisión de cervicotomía anterior de Kocher (2 cm. por encima del yugulum esternal y con límites entre los dos vientres internos del esternocleidomastoideo bilateral).
- Apertura de tejido celular subcutáneo, identificación y sección de músculo cutáneo del cuello (platisma colli).
- Confeccionar colgajos dermoepidérmicos superiores e inferiores, realizar la disección superior hasta la altura del cartílago cricoides y la inferior en una extensión de un par de centímetros. Durante este paso, las venas yugulares anteriores son visibles y pueden lesionarse, por lo cual, el ligasure o sutura vascular ya debe estar preparada para la hemostasia.
- Apertura de la línea media del cuello, separando a ambos lados la musculatura pretiroidea para acceder a la exposición de la cápsula quirúrgica tiroidea y exposición del mismo.
- El tiroides a tratar, según donde esté el nódulo, será disecado hacia la derecha o hacia la izquierda, haciéndolo con torunda, apartando y luxando hacia el lado contrario con una gasa húmeda, para así tener acceso al lóbulo al completo.

- Apartar la musculatura del cuello con el separador de Roux y exponer el tiroides afecto. Con el disector liberamos el polo superior del tiroides. En este lugar la arteria y vena tiroidea superior tienen la entrada así que para su ligadura o sección con Ligasure, debemos evitar lesionar el nervio laríngeo superior. Previo a ese paso, es posible que antes hubiéramos tenido que ligar la vena tiroidea media para acceder y luxar completamente el tiroides.
- Intentar identificar la paratiroides superior homolateral y su preservación. Si no pudiéramos preservarla, el cirujano se la entregará al instrumentista para que la envuelva en una gasa mojada, de tal modo que posteriormente pueda reimplantarse.
- Diseccionar el polo inferior del tiroides, ligando la arteria y vena tiroidea inferior e identificando el nervio recurrente en dicho lado. Debemos seguir este nervio en su totalidad hasta visualizar la entrada en la laringe y efectuaremos una monitorización continua electromiográfica para tal fin.
- Movilizar el tiroides de fuera hacia adentro y terminar la intervención con la sección del mismo a nivel del istmo, incluyendo la pirámide de Lalouette si fuera necesaria, mediante Ligasure Precise.
- Comprobar que la monitorización es correcta, efectuar la hemostasia y cerrar por planos con puntos sueltos de sutura multifilamento absorbible trenzada 2/0 de la línea media, puntos sueltos para el platisma colli y sutura intradérmica para la piel.
- No es necesario drenaje.
- En ocasiones se procede a la monitorización del nervio vago, para lo cual se accede al paquete vascular yugulo-carotídeo que se ve en el plano profundo de la disección.

TIROIDECTOMÍA TOTAL

INDICACIONES:

Neoplasias tiroideas o nódulos bilaterales sospechosos de malignidad o benignos que no responden a tratamiento médico.

COBERTURA QUIRÚRGICA:

- ☐ Set universal (compuesto por una sábana para cuerpo superior, una sábana para cuerpo inferior y dos paños con pegatina para ambos lados).
- ☐ Cubremesa de Mayo

POSICIÓN QUIRÚRGICA:

Decúbito supino con hiperextensión cervical para una mayor exposición de la zona quirúrgica. Se precisa de almohadilla, que se colocará debajo de los hombros.

ANESTESIA:

General según características del paciente. La intubación se realizará con un tubo endotraqueal anillado y especial para poder monitorizar el nervio vago y recurrente mediante electromiografía.

INSTRUMENTAL:

Caja con instrumental para cuello.

MATERIAL FUNGIBLE / NO FUNGIBLE:

- ☐ Batas estériles.
- ☐ Gasas.
- ☐ Compresas.
- ☐ Guantes estériles.
- ☐ Hoja bisturí número 15.
- ☐ Bisturí eléctrico.
- ☐ Terminal en punta fina para bisturí eléctrico (opcional).
- ☐ Aspirador 12.

- ☐ Ligasure Precise ™.
- ☐ Sonda de electromiografía desechable.
- ☐ Bolsa instrumental.
- ☐ Torundas.

SUTURAS:

- ☐ Sutura multifilamento sintético absorbible Poliglactina 910™ (ej: Vycril) 3/0 aguja cilíndrica 26 mm. para cierre.
- ☐ Sutura multifilamento sintético absorbible Poliglactina 910™ (ej: Vycril) 2/0 o 3/0 para ligaduras.
- ☐ Sutura multifilamento trenzado no absorbible (ej: Seda) 0 aguja triangular 37 mm. para exposición de estructuras.
- ☐ Sutura monofilamento sintético absorbible Glycomer 631™ (ej. Byosin) 3/0 aguja triangular 26 mm. para intradérmica.

APARATAJE:

- ☐ Consola para bisturí eléctrico.
- ☐ Sistema de aspiración.
- ☐ Consola de electromiografía.

TÉCNICA QUIRÚRGICA:

- El procedimiento es similar a la lobectomía tiroidea, pero en este caso se realiza en los dos lados.
- Tanto la monitorización del nervio recurrente, como la preservación de las paratiroides, son aspectos fundamentales en este tipo de cirugías. Por esa razón, después de extirpar el tiroides procederemos a sacar determinación en sangre de PTH (Hormona Paratiroidea) intraoperatoria para comprobar que estan libres de daños.
- Si no pudiéramos preservar las paratiroides y tuviéramos que extirparlas, las implantamos en un bolsillo muscular que se fabrica en el vientre del esternocleidomastoideo, el cual se realiza mediante la disección roma con tijera del músculo para alojar dentro la paratiroides. Cierre con puntos sueltos.

PARATIROIDECTOMÍA SUBTOTAL O EXTIRPACIÓN DE ADENOMA PARATIROIDEO

INDICACIONES:

Tratamiento quirúrgico del hiperparatiroidismo primario (adenoma paratiroideo), secundario (hiperparatiroidismo secundario tras, por ejemplo, una insuficiencia renal crónica) o terciario (hiperparatiroidismo terciario).

COBERTURA QUIRÚRGICA:

- ☐ Set universal (compuesto por una sábana para cuerpo superior, una sábana para cuerpo inferior y dos paños con pegatina para ambos lados).
- ☐ Cubremesa de Mayo.

POSICIÓN QUIRÚRGICA:

Decúbito supino con hiperextensión cervical para una mayor exposición de la zona quirúrgica. Se precisa de almohadilla, que se colocará debajo de los hombros.

ANESTESIA:

General según características del paciente. La intubación se realizará con un tubo endotraqueal anillado y especial para poder monitorizar el nervio vago y recurrente mediante electromiografía.

INSTRUMENTAL:

Caja con instrumental para cuello.

Material fungible / no fungible:

- ☐ Batas estériles.
- ☐ Gasas.
- ☐ Compresas.
- ☐ Guantes estériles.
- ☐ Hoja bisturí número 15.
- ☐ Bisturí eléctrico.
- ☐ Terminal en punta fina para bisturí eléctrico (opcional).
- ☐ Aspirador 12.
- ☐ Ligasure Precise™.
- ☐ Sonda de electromiografía desechable.
- ☐ Bolsa instrumental.
- ☐ Torundas.

Suturas:

- ☐ Sutura multifilamento sintético absorbible Poliglactina 910™ (ej: Vycril) 3/0 aguja cilíndrica 26 mm. para el cierre.
- ☐ Sutura multifilamento sintético absorbible Poliglactina 910™ (ej: Vycril) 2/0 o 3/0, dependerá del grosor del vaso, para ligaduras.
- ☐ Sutura multifilamento trenzado no absorbible (ej: Seda) 0 aguja triangular 37 mm. para exposición de estructuras.
- ☐ Sutura monofilamento sintético absorbible Glycomer 631™ (ej. Byosin) 3/0 aguja triangular 26 mm. para sutura intradérmica.

Aparataje

- ☐ Consola para bisturí eléctrico.
- ☐ Sistema de aspiración.
- ☐ Consola de electromiografía.

TÉCNICA QUIRÚRGICA:

- Tanto en la paratiroidectomía subtotal, como la extirpación de adenoma paratiroideo el abordaje es similar a la tiroidectomía, así que el material y la preparación seguirán los mismos pasos anteriores.
- Presta atención, porque la diferencia radica en el proceso que tratamos:

Hiperparatiroidismo primario (adenoma):

- La lesión se habrá localizado previamente por ecografía y gammagrafía paratiroidea, de modo que el cirujano lo buscará en la localización descrita.
- Extirpamos la lesión de forma única, sin tejido tiroideo, monitorizando la PTH (Hormona Paratiroidea) en sangre, tanto durante la intervención como posteriormente, para evaluar el buen resultado final.

Hiperparatiroidismo secundario o terciario:

- La intervención consistirá en la búsqueda y extirpación de, al menos, 3 paratiroides. Localizadas en número de 4, 5 o 3, en los cuatro polos tiroideos, en su cara posterior y en la grasa tirotímica (esa que hay por debajo del tiroides, encima de la tráquea y que continúa por el mediastino anterior).
- Todas las piezas han de ser individualizadas posteriormente en la mesa de instrumentación para su estudio histopatológico. Asimismo monitorizamos la PTH (Hormona Paratiroidea) en sangre intraoperatoria y postoperatoria, así como las secuencias expresas en la cirugía tiroidea.

CIRUGÍA DEL QUISTE TIROGLOSO

INDICACIONES:

Tratamiento quirúrgico del quiste tirogloso, evitando las complicaciones de su permanencia, como la infección o malignización.

COBERTURA QUIRÚRGICA:

- ☐ Set universal (compuesto por una sábana para cuerpo superior, una sábana para cuerpo inferior y dos paños con pegatina para ambos lados).
- ☐ Cubremesa de Mayo.

POSICIÓN QUIRÚRGICA:

Decúbito supino con hiperextensión cervical para una mayor exposición de la zona quirúrgica. Se precisa de almohadilla, que se colocará debajo de los hombros.

ANESTESIA:

General según características del paciente.

INSTRUMENTAL:

Caja con instrumental para cuello.

MATERIAL FUNGIBLE / NO FUNGIBLE:

- ☐ Batas estériles.
- ☐ Gasas.
- ☐ Compresas.
- ☐ Guantes estériles.
- ☐ Hoja bisturí número 15.
- ☐ Bisturí eléctrico.
- ☐ Terminal en punta fina para bisturí eléctrico (opcional).
- ☐ Aspirador 12.
- ☐ Ligasure Precise™.

- ☐ Bolsa instrumental.
- ☐ Torundas.

SUTURAS:

- ☐ Sutura multifilamento sintético absorbible Poliglactina 910™ (ej: Vycril) 3/0 aguja cilíndrica 26 mm. para el cierre.
- ☐ Sutura multifilamento sintético absorbible Poliglactina 910™ (ej: Vycril) 2/0 o 3/0 para ligaduras.
- ☐ Sutura multifilamento trenzado no absorbible (ej: Seda) aguja triangular 37 mm. para exposición de estructuras.
- ☐ Sutura monofilamento sintético absorbible Glycomer 631™ (ej. Byosin) 3/0 aguja triangular 26 mm. para sutura intradérmica.

APARATAJE:

- ☐ Consola para bisturí eléctrico.
- ☐ Sistema de aspiración.

TRATAMIENTO QUIRÚRGICO:

- El quiste tirogloso está localizado en la línea media del cuello, se presenta como una tumoración por encima del cartílago cricoides, que se moviliza con la deglución y con la extrusión de la lengua. Es consecuencia de la no obliteración del trayecto embrionario de desarrollo de la glándula tiroides, la cual, en fase embrionaria, se forma junto a la base de la lengua, procediendo a su descenso en dicha fase.
- El trayecto se oblitera, pero puede quedar sin hacerlo, dando lugar a dicha formación quística, que es benigna, pero puede malignizarse por persistencia de restos tiroideos embrionarios en su evolución, que no han desaparecido.
- Para su extirpación realizamos una incisión sobre el quiste. Su disección en profundidad obliga a seguir el trayecto permeable, lo cual conlleva a la resección del cuerpo del cartílago hioides para la extirpación completa del quiste.

CIRUGÍA DE LA MAMA

TUMORECTOMÍA, CUADRANTECTOMÍA, MASTECTOMÍA SIMPLE Y RADICAL MODIFICADA, BIOPSIA SELECTIVA DE GANGLIO CENTINELA, CIRUGÍA RECONSTRUCTIVA Y REMODELADORA

INDICACIONES:

Tratamiento de los procesos neoplásicos benignos o malignos de la glándula mamaria, incluyendo la extensión oncológica y la reconstrucción y remodelación inmediata o diferida. Así como los tratamientos de los procesos infecciosos o sépticos relacionados con la mama.

COBERTURA QUIRÚRGICA:

- ☐ Set universal (compuesto por una sábana para cuerpo superior, una sábana para cuerpo inferior y dos paños con pegatina para ambos lados).
- ☐ Paño con adhesivo.

POSICIÓN QUIRÚRGICA:

Posición de Fowler modificada, con el paciente en decúbito supino y lateralizada hacia el lado contrario donde se va a realizar la cirugía. Brazo en abducción a 90-120°, en función de si precisa abordaje axilar o no y la mesa flexionada a 45°.

ANESTESIA:

General según características del paciente.

INSTRUMENTAL:

- ☐ Caja con instrumental para mama.
- ☐ Valvas de mamá.

MATERIAL FUNGIBLE / NO FUNGIBLE:

- ☐ Batas estériles.

- ☐ Gasas.
- ☐ Compresas.
- ☐ Guantes estériles.
- ☐ Hoja bisturí número 15 y 10.
- ☐ Bisturí eléctrico.
- ☐ Terminal en punta fina para bisturí eléctrico (opcional).
- ☐ Aspirador 18.
- ☐ Bolsa instrumental.
- ☐ Hemoclips medianos y grandes.
- ☐ Funda de cámara para cubrir la sonda.
- ☐ Jeringa 10cc.
- ☐ Aguja 18G con filtro.
- ☐ Ampolla de radiomarcador o marcador magnético.
- ☐ Drenaje de silicona aspirativo (si fuera necesario).
- ☐ Agrafes para axila.

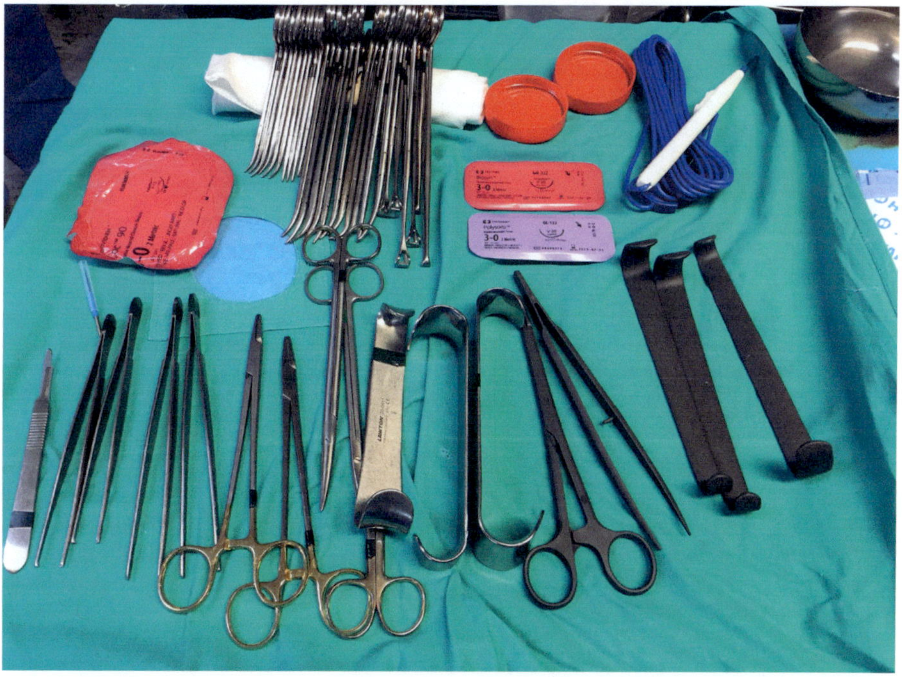

Mesa quirúrgica para la intervención de mama.

Suturas:

- ☐ Sutura multifilamento sintético absorbible Poliglactina 910™ (ej: Vycril) 3/0 aguja cilíndrica 26 mm. para tejido subcutáneo.
- ☐ Sutura multifilamento sintético absorbible Poliglactina 910™ (ej: Vycril) 2/0 o 3/0, depende del grosor del vaso para ligaduras.
- ☐ Sutura multifilamento trenzado no absorbible (ej: Seda) 0 aguja triangular 37 mm. para fijar drenaje.
- ☐ Sutura monofilamento sintético absorbible Glycomer 631™ (ej. Byosin) 3/0 aguja triangular 26 mm. para sutura intradérmica.

Aparataje:

- ☐ Consola para bisturí eléctrico.
- ☐ Sistema de aspiración.
- ☐ Consola para la detección del ganglio centinela.

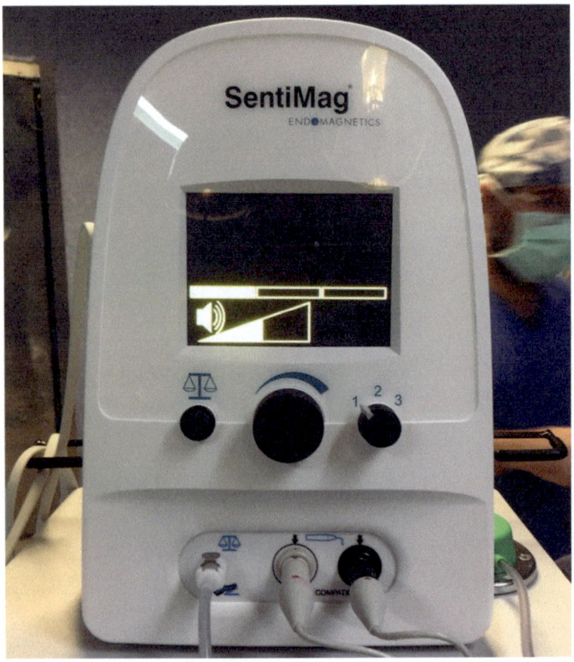

Consola para la detención de ganglio centinela.

TÉCNICA QUIRÚRGICA:

- Describiremos las técnicas de forma somera, basándonos en la universalidad de las mismas y distinguiremos los abordajes en los procesos neoplásicos o que precisan modificaciones técnicas.
- Preparación del campo con 4 paños, dejando siempre libre la parte baja del cuello. La exposición de la otra mama es opcional. Axila ipsilateral completamente libre.
- Las incisiones dependen del abordaje y del tratamiento que se plantee, intentaremos que se puedan ocultar fácilmente (periareolares, en surco submamario) o si precisa de una remoción glandular completa, la incisión será en huso, extirpando el CAP (Complejo Areola-Pezón) denominada incisión de Stewart. En axila puede realizarse transversal, por debajo del vello axilar o bien paralela al borde del pectoral mayor que está tensado.
- La remoción del tejido glandular puede ser parcial (tumorectomías o cuadrantectomías) o total (mastectomía). La mastectomía simple conlleva exclusivamente la remoción glandular, conservando piel y pezón si fuera posible, a diferencia de la mastectomía radical modificada, que incluye lo anteriormente mencionado, la fascia del pectoral mayor y la linfadenectomía axilar homolateral de los niveles I y II de Berg.
- En todo caso, tras dibujar en piel el abordaje, con rotulador indeleble, se procede a la incisión de la piel y tejido celular subcutáneo, el abordaje de la glándula con bisturí eléctrico, procediendo a disección alejada (al menos 0.5 cm. en todos los planos de la tumoración), a la resección del cuadrante de la mama afecto o bien a la remoción de la glándula, incluyendo la aponeurosis del pectoral mayor. Éste se expone rápidamente a nivel esternal, procedemos al electrocauterio de las perforantes que encontremos con el mismo y accedemos a la axila en el caso requerido.

- El abordaje para extirpar el ganglio centinela (obligatorio en el caso del tratamiento quirúrgico de neoplasia mamaria) obliga a su marcaje previo con radiomarcador o marcador magnético, mediante la infiltración periareolar del mismo a nivel subcutáneo y después localizarlo con radiosonda o magnetosonda en la axila.
- La incisión axilar, la apertura de la piel y el tejido celular subcutáneo permite el acceso a la fascia clavipectoral, la cual una vez incidida, dará apertura del hueco axilar propiamente dicho. La localización con radiosonda o magnetosonda, permitirá aislar la formación ganglionar, que debemos extirpar totalmente para su análisis histopatológico intraoperatorio.
- Si fuera necesaria una linfadenectomía axilar, nos veremos obligados a realizar una apertura del hueco axilar más amplia, para la remoción del tejido linfograso presente entre tres estructuras anatómicas que debemos conservar y que forman un triángulo isósceles de base superior, como son la vena axilar, el nervio del serrato mayor y el paquete vasculonervioso del dorsal ancho. Todo tejido linfograso presente en esta localización será removido y extirpado para su estudio definitivo en diferido.
- Tras comprobar la hemostasia, cerramos las heridas bajo drenajes aspirativos tipo Redón, en el caso que así sean solicitados. La sutura cutánea será con material reabsorbible intradérmico.
- La colocación de una prótesis definitiva para la remodelación mamaria tras la extirpación merece una mención aparte. En este caso, el cirujano habrá llevado las prótesis y las medidoras al quirófano previamente. Procederá a colocarlas tras la sección de la inserción inferior del pectoral mayor, en un bolsillo que se crea a tal fin. Cerrará el defecto colocando mallas biológicas que se fijan con material reabsorbible, y dejará el drenaje aspirativo para tal fin.

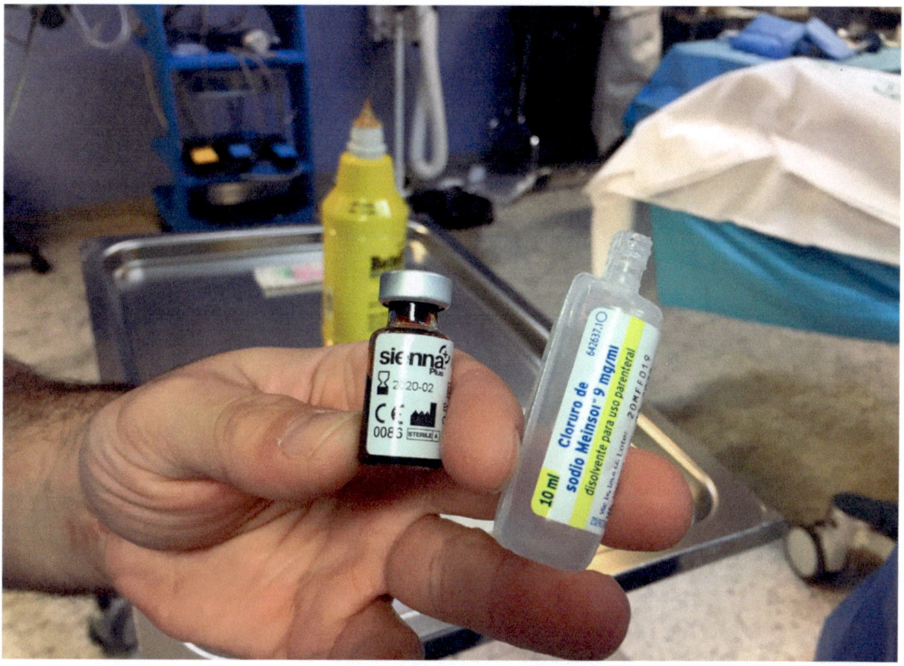

Marcador férrico.

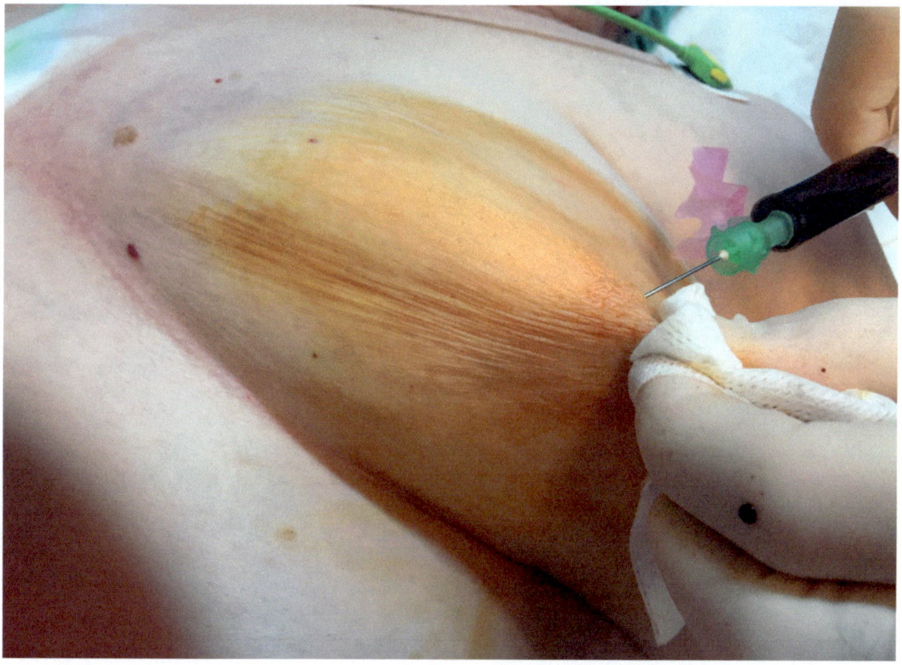

Procedimiento de inyección periareolar del marcador férrico.

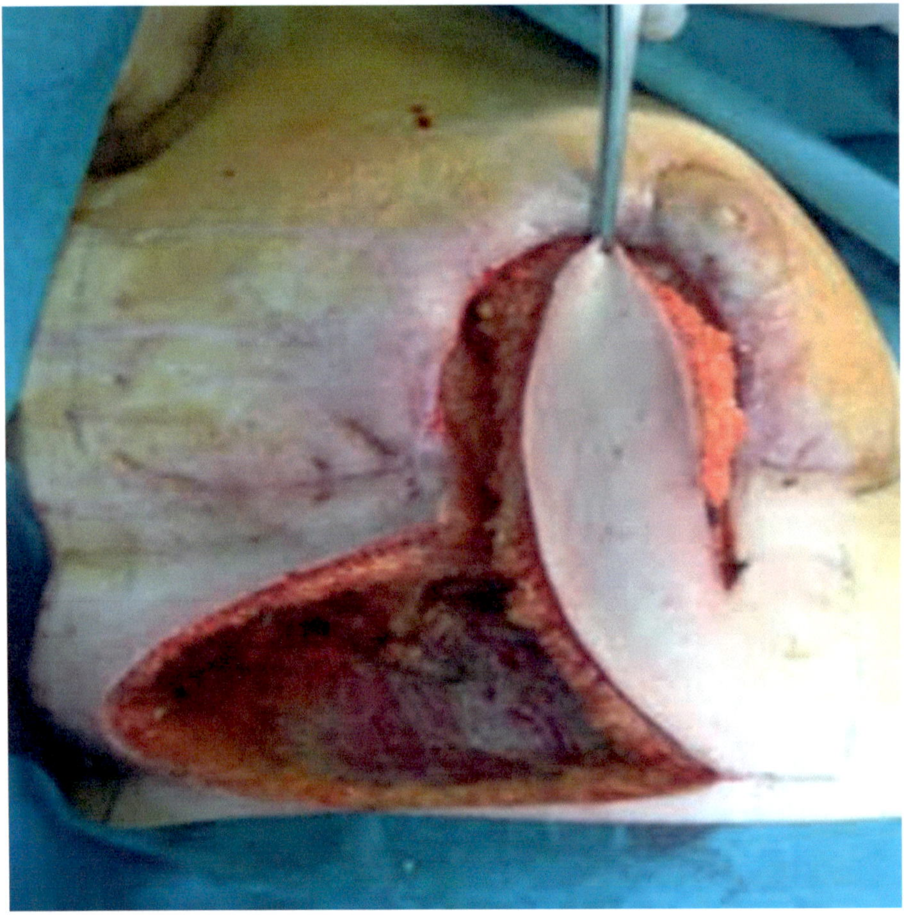

Cierre de la intervención de mama.

CIRUGÍAS BILIARES

COLECISTECTOMÍA (EXTIRPACIÓN DE VESÍCULA BILIAR)

INDICACIONES:

Tratamiento quirúrgico de la colelitiasis, complicada o no, en los pacientes susceptibles de dicho tratamiento.

COBERTURA QUIRÚRGICA:

Set de cirugía laparoscópica, compuesto por sábana trilaminada para laparoscopia (incluye una fenestración con bolsas laterales).

POSICIÓN QUIRÚRGICA:

Existen 2 posibilidades:

- Posición americana: paciente en decúbito supino, con piernas juntas lateralizado hacia la izquierda, discretamente en Antitrendelenburg. El cirujano principal colocado a la izquierda y los ayudantes a la derecha.
- Posición francesa: paciente en decúbito supino con las piernas separadas, el cirujano entre ellas y sus ayudantes a la izquierda y a la derecha del cirujano.

ANESTESIA:

General según características del paciente.

INSTRUMENTAL:

- ☐ Caja con instrumental para vesícula.
- ☐ Caja con instrumental para laparotomía (en el caso de complicación y que haya que convertir la técnica).
- ☐ Caja con instrumental para cirugía laparoscópica (contiene: pinzas con dientes y sin dientes, disector y clamp vascular).

MATERIAL FUNGIBLE / NO FUNGIBLE:

- ☐ Batas estériles.

- ☐ Gasas.
- ☐ Compresas.
- ☐ Guantes estériles.
- ☐ Hoja bisturí número 11.
- ☐ Bisturí eléctrico (por si sucediera alguna complicación).
- ☐ Aspirador 22 Fr (por si sucediera alguna complicación).
- ☐ Aspirador neumoperitoneo (si no hay material específico).
- ☐ Bolsa instrumental.
- ☐ Funda de cámara.
- ☐ Drenaje aspirativo tipo redón 12 Fr (si precisa).
- ☐ Agrafes.
- ☐ Trócar de balón tipo Hadson 12 mm.
- ☐ Trócar 11 mm.
- ☐ Trócar 5 mm.
- ☐ Óptica 0° o 30 ° 10 mm.
- ☐ Cable de luz fría.
- ☐ Cable monopolar.
- ☐ Hemoclips para laparoscopia 10mm L o M.
- ☐ Bolsa laparoscópica para extraer vesícula.
- ☐ Tijera laparoscópica.
- ☐ Guía para maniobra de Rendez-Vous.
- ☐ Sonda con balón biliar Fogarty.

SUTURAS:

- ☐ Sutura multifilamento sintético absorbible Poliglactina 910™ (ej: Vycril) 1 aguja anzuelo circular para fijar trócar y suturar orificio umbilical.
- ☐ Sutura multifilamento trenzado no absorbible (ej: Seda) 0 aguja triangular 37 mm. para fijar drenaje

APARATAJE:

- ☐ Consola para bisturí eléctrico.
- ☐ Sistema de aspiración.
- ☐ Torre de cirugía laparoscópica.

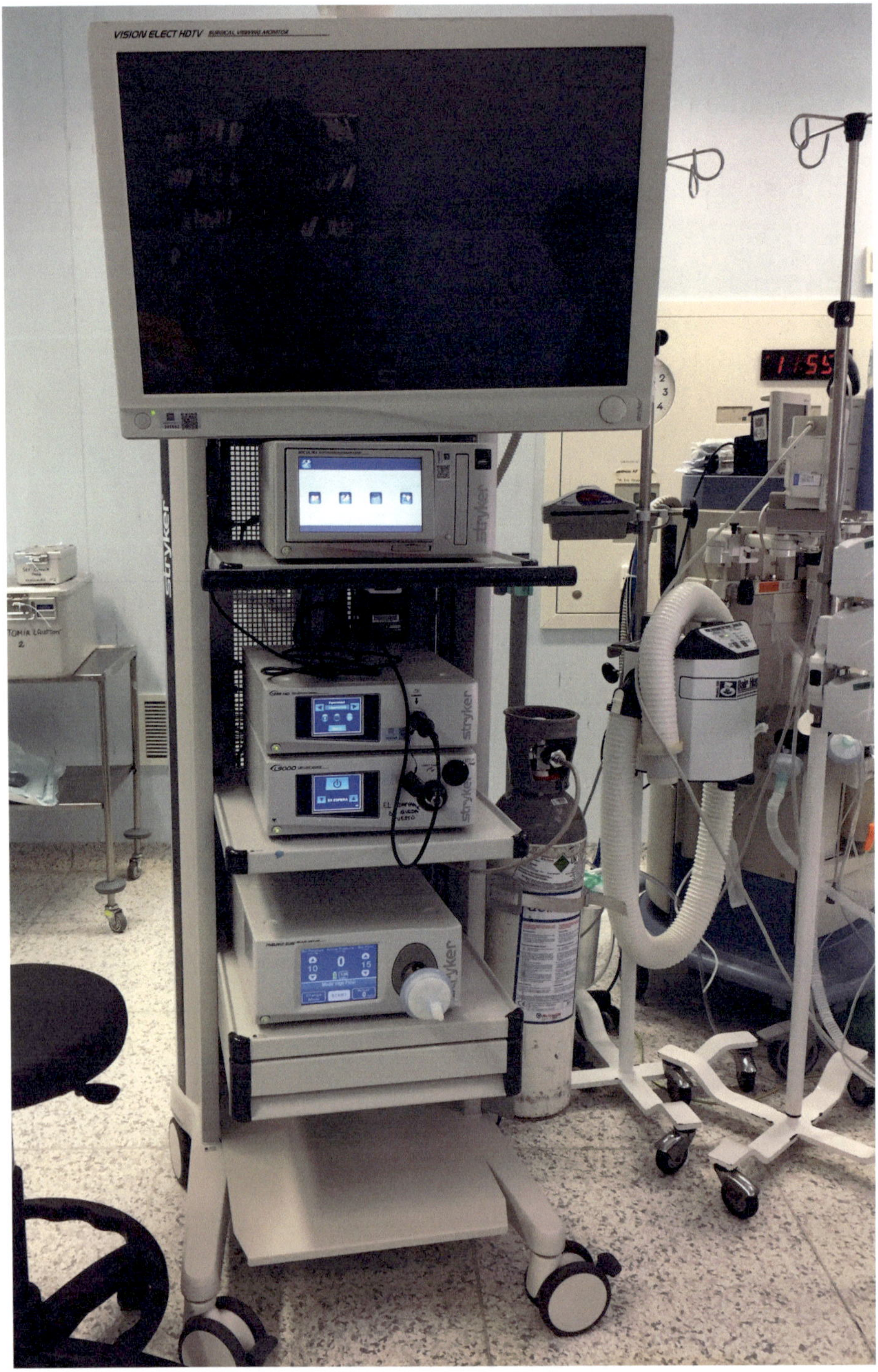

Torre de cirugía laparoscópica.

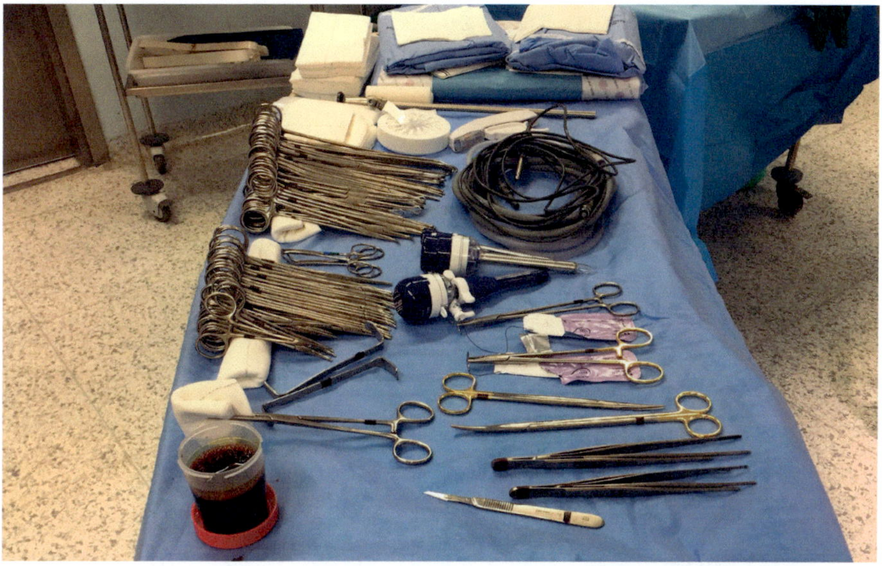

Mesa para laparoscopia.

TÉCNICA QUIRÚRGICA:

Describimos la intervención programada estándar, con la variante 'Rendez-Vous' para tratamiento de la coledocolitiasis asociada y que precisa de la exploración de la vía biliar principal mediante Colangiopancreatografía Retrógrada Endoscópica (CPRE) por parte del eqipo de digestivo Abordaje laparoscópico prioritario.

- Cirujano y ayudante se sitúan a la izquierda del paciente.
- Conectamos:
  - ☐ El cable del neumoperitoneo
  - ☐ El cable de la luz fría
  - ☐ La cámara, que se enfundará en una bolsa protectora.
  - ☐ El cable del bisturí eléctrico.
- Pedal en el pie derecho del cirujano. La cámara para el ayudante debe estar siempre caliente, por lo que se prepara y mantiene el suero caliente en la mesa de instrumental. Neumoperitoneo a 12-14 mm de Hg.

- Incisión de 2 cm. bajo el borde del ombligo o inmediatamente superior al mismo.
- Disección con tijera de Metzembaum hasta descubrir la línea alba, la prendemos con dos pinzas de Kocher e incidimos con el bisturí para la apertura del peritoneo.
- Colocar dos referencias con dos puntos de Vycril del 0 con aguja de anzuelo en ambos extremos, que no se anudan.
- Preferentemente introducimos trócar de Hanson. Conectar el neumoperitoneo, hacer el balance de blancos en la cámara e introducir la óptica por el trócar (0° o 30° según indicación previa del cirujano).
- Exploramos la cavidad y colocamos dos trócares más, uno a nivel de línea axilar anterior derecha de 5 mm. y otro en epigastrio de 11 mm. con incisión previa de la piel y colocación con visión directa laparoscópica.
- Una vez colocados, el ayudante se hace cargo de la cámara y el cirujano dispone en su mano derecha una tijera laparoscópica, Hook o disector laparoscópico y en su mano izquierda una pinza de agarre laparoscópica para tracción de la bolsa de Hartman de la vesícula, la cual expondrá el triángulo de Calot (conformado por el conducto colédoco, la arteria y el conducto cístico) que son las estructuras a tratar.
- Disección de las adherencias y disección del conducto cístico, el cual se clipa con 3 grapas y seccionamos con una tijera laparoscópica. Disección de arteria cística y clipaje entre 3 clips y sección.
- Electrodisección del lecho vesicular para su extirpación y extracción de la pieza por el orificio umbilical en bolsa de especimen.
- Revisión de hemostasia y cierre de las heridas.
- Es útil disponer de aspirador laparoscópico en todo momento. No hace falta drenaje, pero en caso de necesitarlo usar tipo redón, que se introducirá por el trócar de 5 mm. (12 Fr.).

- Cierre del orificio umbilical con sutura multifilamento absorbible trenzada del 1 y grapas para la piel y el resto de las incisiones.
- Una vez disecado el conducto cístico, la variante rendez-vous obliga a la sección parcial del mismo y su canalización con guía urológica para que sea visualizada por parte del endoscopista. Éste introdujo el endoscopio previamente y llegó hasta la segunda porción duodenal.
- La salida de la guía le marca la situación de la papila y su atrapamiento por parte del endoscopista permitirá la introducción del material necesario para la realización de la extracción de litiasis en la Vía Biliar Principal (VBP), (Fogarty) el lavado de la misma, la colangiografía intraoperatoria y la papilotomía endoscópica.

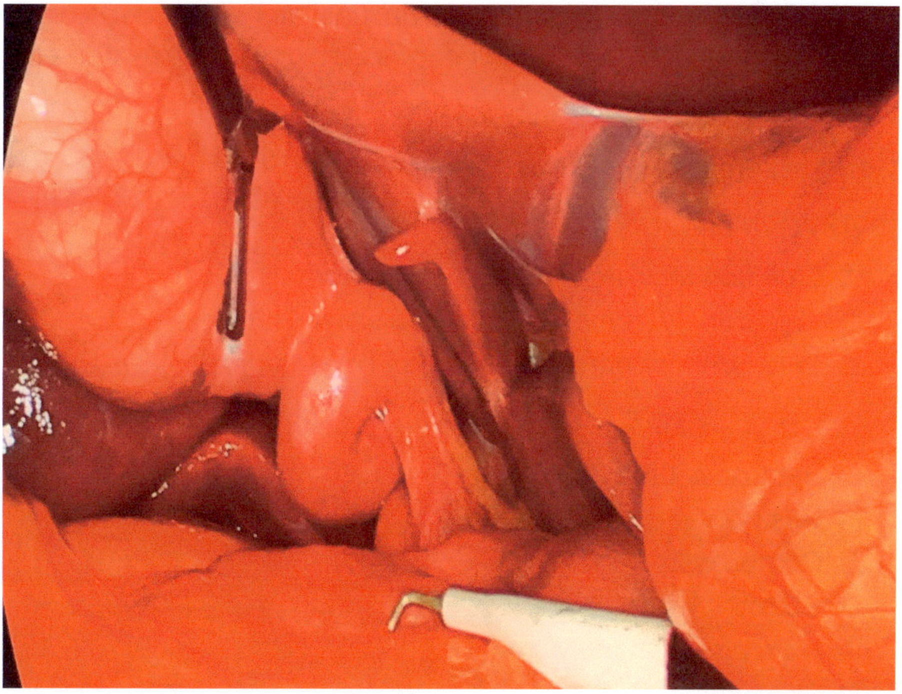

Colecistectomia laparoscópica.

COLEDOCOTOMÍA Y EXPLORACIÓN QUIRÚRGICA DE LA VÍA BILIAR PRINCIPAL (VBP)

INDICACIONES:

Exploración quirúrgica de la Vía Biliar Principal (VBP) para extracción de litiasis, cuando no se puede abordar de otra manera o bien para reparar una lesión iatrógena de la misma, producida durante el transcurso de una colecistectomía dificultosa.

COBERTURA QUIRÚRGICA:

Set universal (compuesto por una sábana para cuerpo superior, una sábana para cuerpo inferior y dos paños con pegatina para ambos lados).

POSICIÓN QUIRÚRGICA:

Decúbito supino, con colocación de una almohada debajo del área abdominal para una mayor exposición de la zona a intervenir.

ANESTESIA:

General según características del paciente.

INSTRUMENTAL:

- ☐ Caja con instrumental para laparotomía.
- ☐ Caja con instrumental para cirugía vascular.
- ☐ Caja con instrumental para vías biliares.

MATERIAL FUNGIBLE / NO FUNGIBLE:

- ☐ Batas estériles.
- ☐ Gasas.
- ☐ Compresas.
- ☐ Guantes estériles.
- ☐ Hoja bisturí número 10 y 11.
- ☐ Bisturí eléctrico.

- ☐ Terminal largo para bisturí eléctrico.
- ☐ Aro para protección del campo quirúrgico (el número dependerá de la incisión).
- ☐ Aspirador 22 Fr.
- ☐ Bolsa instrumental.
- ☐ Funda para el arco del aparato de radiología.
- ☐ Solución de contraste.
- ☐ Jeringa 10 cc.
- ☐ Drenaje en T de Kher y bolsa de recolección de líquido drenado.
- ☐ Agrafes.
- ☐ Sonda con balón biliar Fogarty.

SUTURAS:

- ☐ Sutura monofilamento sintético absorbible Glycomer 631™ (ej. Byosin) 3/0 aguja cilíndrica 17 mm.
- ☐ Sutura monofilamento sintético absorbible Glycomer 631™ (ej. Byosin) 4/0 aguja cilíndrica 17 mm.
- ☐ Sutura monofilamento sintético absorbible Glycomer 631™ (ej. Byosin) Loop 1 aguja cilíndrica 40 mm.
- ☐ Sutura monofilamento sintético absorbible Glycomer 631™ (ej. Byosin) 0 aguja cilíndrica 37 mm.
- ☐ Sutura multifilamento sintético absorbible Poliglactina 910™ (ej: Vycril) 0 aguja cilíndrica 37 mm.
- ☐ Sutura monofilamento sintético absorbible Glycomer 631™ (ej. Byosin) 3/0 aguja triangular 26 mm. para sutura intradérmica.

APARATAJE:

- ☐ Consola para bisturí eléctrico.
- ☐ Sistema de aspiración.
- ☐ Aparato de radiología.

TÉCNICA QUIRÚRGICA:

- Aunque el procedimiento puede realizarse vía laparoscópica, lo habitual es hacerlo vía laparotómica. Por esa razón, debemos recurrir obligatoriamente a la incisión subcostal de Kocher, dos traveses de dedo por debajo de la última costilla, con el paciente en posición de Pillet. También estamos obligados a la preparación de contraste hidrosoluble para realizar la radiología intraoperatoria, que por tanto debe estar disponible.
- Disección y sección de la musculatura del recto anterior del abdomen, oblicuos y transversos para acceder a la cavidad abdominal. Protección del campo con aro.
- Abordamos el colédoco mediante la referencia del mismo con dos puntos paralelos a su eje mayor de Byosin 3/0 que se referencia.
- Efectuamos la incisión vertical sobre el mismo y pasamos a la exploración instrumental con pinzas de Randall para la extracción de las litiasis, así como la exploración con catéter de Fogarty, si se precisara previamente.
- Lavados tras la exploración instilando con la sonda de suero a presión y colangiografía intraoperatoria de control.
- Cerramos la coledocotomía con la colocación de un drenaje en T de Kher con dos ramas, que mantendremos fijo al tejido con puntos sueltos de Byosin del 4/0 (teniendo cuidado de no atraparlo con los mismos) y que exteriorizaremos mediante una incisión en la pared abdominal que esté alejada de la herida.

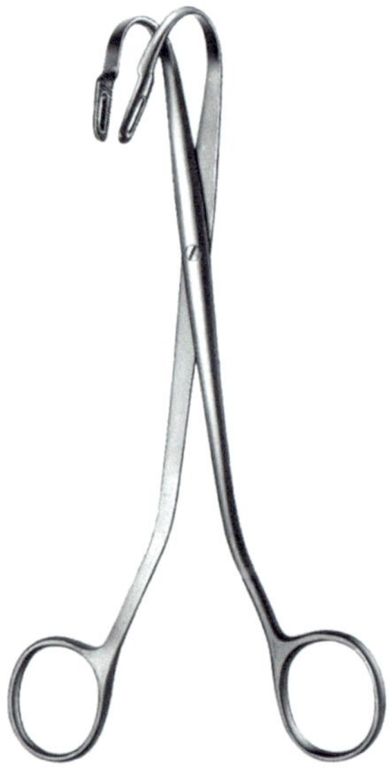

Pinza de Randall.

DERIVACIÓN BILIOENTÉRICA (HEPATICOYEYUNOSTOMÍA)

INDICACIONES:

Tratamiento de las estenosis benignas o malignas de la Via Biliar Principal (VBP). Es un procedimiento obligado en caso de duodenopancreatectomía cefálica. Tratamiento de lesiones iatrogénicas de la vía biliar principal.

COBERTURA QUIRÚRGICA:

Set universal (compuesto por una sábana para cuerpo superior, una sábana para cuerpo inferior y dos paños con pegatina para ambos lados).

POSICIÓN QUIRÚRGICA:

Decúbito supino, con colocación de una almohada debajo del área abdominal para una mayor exposición de la zona a intervenir.

ANESTESIA:

General según características del paciente.

INSTRUMENTAL:

- ☐ Caja con instrumental para laparotomía.
- ☐ Caja con instrumental para cirugía vascular.
- ☐ Caja con instrumental para vías biliares.
- ☐ Motor para sistema de grapado Signia.

Material fungible / no fungible:

- ☐ Batas estériles.
- ☐ Gasas.
- ☐ Compresas.
- ☐ Guantes estériles.
- ☐ Hoja bisturí número 10.
- ☐ Bisturí eléctrico.
- ☐ Terminal largo para bisturí eléctrico.
- ☐ Aro para protección del campo quirúrgico (el número dependerá de la incisión).
- ☐ Aspirador 22 Fr.
- ☐ Bolsa instrumental.
- ☐ Hemoclips M o L.
- ☐ Drenaje no aspirativo tipo Penrose.
- ☐ Bolsa colectora de líquido drenado.
- ☐ Endo GIA 60 mm.
- ☐ Cubierta estéril para motor Signia.
- ☐ Jeringa 2 cc.
- ☐ Aguja 30 G.
- ☐ Agrafes.
- ☐ Sonda tipo Nelaton 14Fr y 12Fr.
- ☐ Jeringa 50 cc. con cono cateter alimentación.

Suturas:

- ☐ Sutura monofilamento sintético absorbible Glycomer 631™ (ej. Byosin) 3/0 aguja cilíndrica 17 mm.
- ☐ Sutura monofilamento sintético absorbible Glycomer 631™ (ej. Byosin) Loop 1 aguja cilíndrica 40 mm.
- ☐ Sutura monofilamento sintético absorbible Glycomer 631™ (ej. Byosin) 0 aguja cilíndrica 37 mm.
- ☐ Sutura multifilamento sintético absorbible Poliglactina 910™ (ej: Vycril) 0 aguja cilíndrica 37 mm.
- ☐ Sutura multifilamento trenzado no absorbible (ej: Seda) 0 aguja triangular 26mm.

- ☐ Sutura multifilamento sintético absorbible Poliglactina 910™ (ej: Vycril) 3/0 para ligadura.

Aparataje:

- ☐ Consola para bisturí eléctrico.
- ☐ Sistema de aspiración.

Técnica quirúrgica:

- Realizamos la incisión subcostal derecha de Kocher (recuerda que la explicamos en la coledocotomía).
- Abordamos la cavidad y preparamos el campo quirúrgico.
- Exposición de la vía biliar principal previa colecistectomía con identificación y referencia de conducto cístico mediante ligadura que se mantiene con mosquito.
- Extirpación de la vesícula biliar.
- Se procede a disección del trípode hepático (conformado por el conducto hepatocolédoco, la arteria hepática por fuera y la vena porta por detrás).
- Se referencia el conducto hepatocolédoco con dos puntos verticales y paralelos de Byosin 3/0, en ocasiones se solicita una aguja de insulina y una jeringa de 2 cc. para pinchar y aspirar la supuesta estructura, disecarlo de las estructuras descritas y seccionarlo con tijera de Pott.

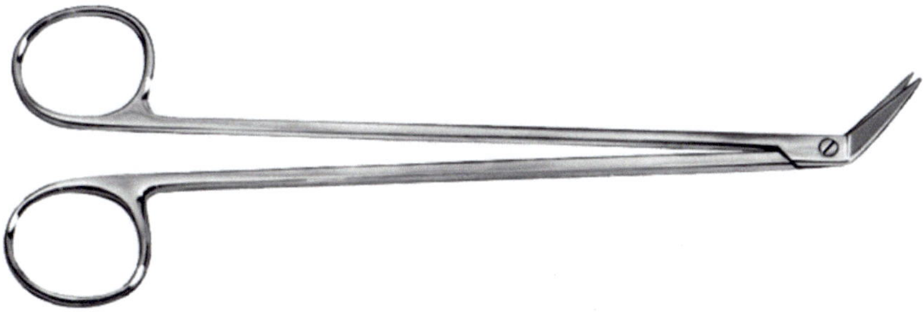

Tijera de Pott Smith.

- Localización del ángulo de Treitz (primera asa yeyunal) y se prosigue hasta tener eviscerados aproximadamente unos 70 cm. de la misma.
- Sección del asa con Endo GIA 60 mm. de tal manera que tengamos dos cabos. El distal es el que se anastomosará a la vía biliar seccionada, la cual previamente se ha lavado con suero fisiológico, irrigándola con sonda femenina en su interior. Se sube el asa distal transmesocólica o antecólica y se incide sobre su borde antimesentérico con bisturí eléctrico en una longitud de unos 2 cm.
- Realizamos anastomosis T-L bilioentérica con puntos sueltos de Byosin del 3/0, comenzando por la esquina más alejada (siempre primero la cara posterior y luego la anterior), puntos de espesor total que se se irán referenciando con mosquitos hasta anudarlos finalmente.
- Realizar anastomosis enteroentérica en forma de Y de Roux con Endo GIA 60 mm. carga beige.
- Comprobación de hemostasia y cierre de la cavidad bajo drenaje tipo Penrose.

PROCEDIMIENTOS MAYORES SOBRE EL HÍGADO

METASTASECTOMÍA, SECTORECTOMÍA Y HEPATECTOMÍA

INDICACIONES:

Tratamiento quirúrgico de lesiones benignas o malignas que afectan al hígado.

COBERTURA QUIRÚRGICA:

Set universal (compuesto por una sábana para cuerpo superior, una sábana para cuerpo inferior y dos paños con pegatina para ambos lados).

POSICIÓN QUIRÚRGICA:

Decúbito supino, con colocación de una almohada debajo del área abdominal para una mayor exposición de la zona a intervenir.

ANESTESIA:

General según características del paciente.

INSTRUMENTAL:

- ☐ Caja con instrumental para laparotomía.
- ☐ Caja con instrumental para cirugía vascular.
- ☐ Motor para sistema de grapado Signia.

MATERIAL FUNGIBLE / NO FUNGIBLE:

- ☐ Batas estériles.
- ☐ Gasas.
- ☐ Compresas.
- ☐ Guantes estériles.
- ☐ Hoja bisturí número 10.
- ☐ Bisturí eléctrico.
- ☐ Terminal largo para bisturí eléctrico.
- ☐ Ligasure Precise^{TM}.

- ☐ Terminal disector Aquamantis.
- ☐ Terminal CUSA (Aspirador Quirúrgico Compacto por Ultrasonidos).
- ☐ Hemostáticos tipo Veriset.
- ☐ Solución salina a alta temperatura > 37º C.
- ☐ Aro para protección del campo quirúrgico (el número dependerá de la incisión).
- ☐ Aspirador 22 Fr.
- ☐ Bolsa instrumental.
- ☐ Hemoclips M, L, S.
- ☐ Drenaje no aspirativo tipo Penrose o aspirativo tipo Redón.
- ☐ Bolsa colectora de líquido drenado.
- ☐ Endo GIA 60 mm. y 45 mm. vascular.
- ☐ Cubierta estéril para motor Signia.
- ☐ Agrafes.
- ☐ Jeringa 50 cc. con cono cateter alimentación.
- ☐ Cintas Vasculares Vessel Loop rojo y azul.

SUTURAS:

- ☐ Sutura monofilamento sintético absorbible Glycomer 631™ (ej. Byosin) 3/0 aguja cilíndrica 17 mm.
- ☐ Sutura monofilamento sintético absorbible Glycomer 631™ (ej. Byosin) 4/0 aguja cilíndrica 17 mm.
- ☐ Sutura monofilamento sintético absorbible Glycomer 631™ (ej. Byosin) Loop 1 aguja cilíndrica 40 mm.
- ☐ Sutura monofilamento sintético absorbible Glycomer 631™ (ej. Byosin) 0 aguja cilíndrica 37 mm.
- ☐ Sutura multifilamento sintético absorbible Poliglactina 910™ (ej: Vycril) 0 aguja cilíndrica 37 mm.
- ☐ Sutura multifilamento trenzado no absorbible (ej: Seda) 0 aguja triangular 26 mm.
- ☐ Sutura multifilamento sintético absorbible Poliglactina 910™ (ej: Vycril) 3/0 y 4/0 para ligaduras.
- ☐ Sutura multifilamento trenzado no absorbible (ej: Seda) 0 para ligadura.

Aparataje:

- ☐ Consola para bisturí eléctrico.
- ☐ Sistema de aspiración.
- ☐ Consola Aquamantys.
- ☐ Consola CUSA (Aspirador Quirúrgico Compacto por Ultrasonidos).

Técnica quirúrgica:

La cirugía hepática conlleva una dificultad añadida por su complejidad y además requiere una preparación anestésica adecuada por el riesgo de producir una lesión vascular mayor o embolismo gaseoso, cuestiones que debemos tener en cuenta. Asimismo, precisa de un abordaje más amplio, así como el conocimiento ante la posibilidad de tener que acceder al tórax del paciente si fuera necesario.

Teniendo en cuenta que las estructuras anatómicas que trataremos son de naturaleza venosa y de gran calibre, la compresión es el mejor hemostático que podemos tener, así que siempre debemos disponer de suero hirviendo en la mesa de instrumental, hemostáticos tipo celulosa oxidada o análogos (Veriset, Tachosil, Surgicel) así como material de cirugía vascular, incluidos clamps vasculares, suturas vasculares del 3/0 y 4/0, hemoclips y vesselloop. El Ligasure Precise es imprescindible, igual que el disector por agua (Aquamantis y CUSA).

- Incisión subcostal de Makuchi (Kocher ampliada).
- Abordaje de cavidad y exposición del campo.
- Sección del ligamento redondo, que se referencia con una seda y sección del ligamento triangular y coronario derecho o izquierdo, para movilización del hígado.
- Siempre haremos una colecistectomía, así que éste será el primer paso, seguido de un control de la porta hepatis (maniobra de Pringle), de modo que será solicitado una pinza clamp de Satinsky y un vessel loop para dicho control.

- En cualquier caso y de forma general, tras el control del flujo de entrada, y la colecistectomía, se procederá a la disección de la lesión, removiendo el tejido afecto en la ocasión, que puede ser desde una porción del hígado (metastasectomía) un sector anatómico (sectorectomía) o un hemihígado (hepatectomía derecha o izquierda), en cuyo caso la cirugía es más compleja y previamente se habrá advertido del procedimiento.
- El marcaje de la superficie de sección, previo control vascular, se hará mediante incisión con electrobisturí de la cápsula de Gleason (superficie hepática) y la disección parenquimatosa se hará con Ligasure (técnica kellyclasia) o bien mediante disector de agua (Aquamantis y CUSA).
- Las estructuras glisonianas intrahepáticas tienen vaina conectiva, por lo que se seccionarán entre clips, o bien con Ligasure o bien con Endo GIA, por lo que siempre tendremos cargas preparadas de 60 mm. vascular para la sección mayor.
- Finalizado el procedimiento y removido el tejido afecto, comprobaremos la hemostasia procediendo a la electrofulguración del lecho. Colocaremos el apósito hemostático sobre la superficie cruenta (si procede) y previmiamente comprobaremos la biliostasia, mediante la aplicación de una gasa seca sobre la superficie.
- Cierre bajo drenaje intraabdominal tipo Penrose o Redón, por planos.

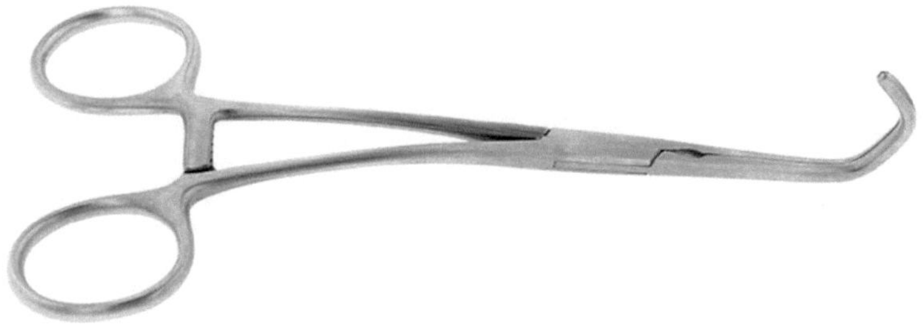

Pinza clamp de Satinsky.

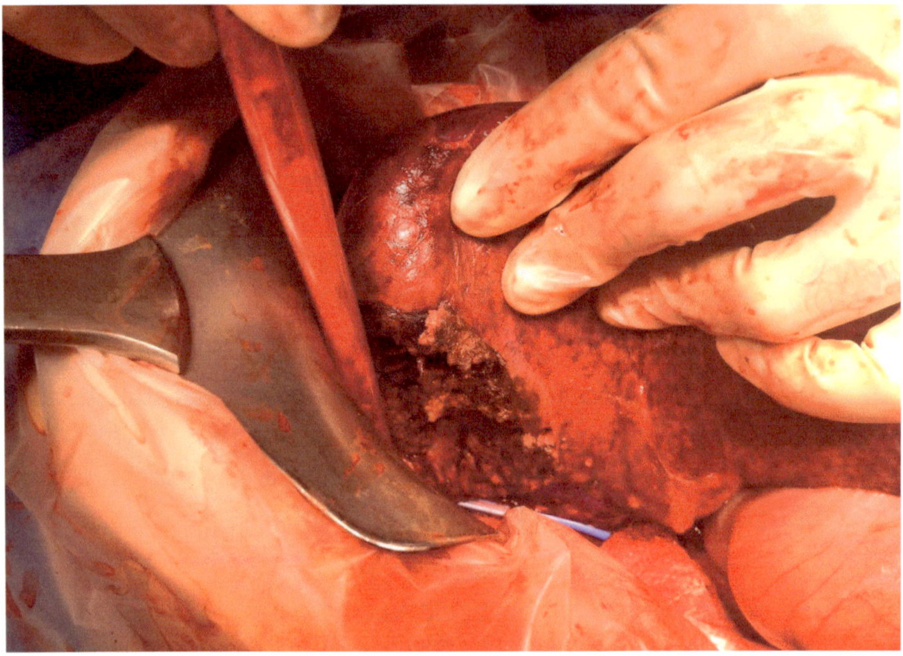

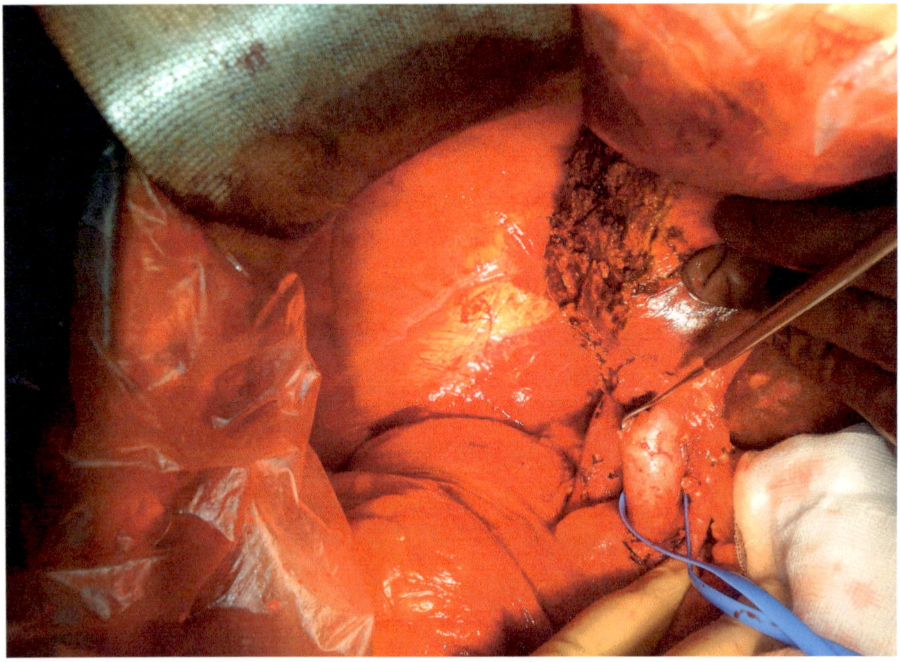

Diferentes momentos de la intervención.

CIRUGÍA PANCREÁTICA

DUODENOPANCREATECTOMÍA CEFÁLICA

INDICACIONES:

Tratamiento quirúrgico de la neoplasia de origen pancreático situadas en la porción de la cabeza pancreática o proceso uncinado. Neoplasias duodenales. Extirpación en caso de traumatismos grado IV-V. Cirugía resectiva R0 en caso de neoplasias gástricas.

COBERTURA QUIRÚRGICA:

Set universal (compuesto por una sábana para cuerpo superior, una sábana para cuerpo inferior y dos paños con pegatina para ambos lados).

POSICIÓN QUIRÚRGICA:

Decúbito supino, con colocación de una almohada debajo del área abdominal para una mayor exposición de la zona a intervenir.

ANESTESIA:

General según características del paciente.

INSTRUMENTAL:

- ☐ Caja con instrumental para laparotomía.
- ☐ Caja con instrumental para cirugía vascular.
- ☐ Motor para sistema de grapado Signia.

MATERIAL FUNGIBLE / NO FUNGIBLE:

- ☐ Batas estériles.
- ☐ Gasas.
- ☐ Compresas.
- ☐ Guantes estériles.
- ☐ Hoja bisturí número 10 y 11.
- ☐ Bisturí eléctrico.
- ☐ Terminal largo para bisturí eléctrico.
- ☐ Ligasure Precise ™ o Impact ™.

- ☐ Hemostáticos tipo Veriset.
- ☐ Solución salina estéril a alta temperatura > 37ºC.
- ☐ Aro para protección del campo quirúrgico (el número depende de la incisión).
- ☐ Aspirador 22 Fr y 12 Fr.
- ☐ Bolsa instrumental.
- ☐ Hemoclips M o L.
- ☐ Drenaje aspirativo tipo Redón o de silicona.
- ☐ Endo GIA 60 mm. y 80 mm.
- ☐ Cubierta para motor Signia.
- ☐ Agrafes.
- ☐ Cintas Vasculares Vessel Loop rojo y azul.

SUTURAS:

- ☐ Sutura monofilamento sintético absorbible Glycomer 631™ (ej. Byosin) 3/0 aguja cilíndrica 17 mm.
- ☐ Sutura monofilamento sintético absorbible Glycomer 631™ (ej. Byosin) 4/0 aguja cilíndrica 17 mm.
- ☐ Sutura monofilamento sintético no absorbible Polipropileno (ej:Prolene) 4/0 aguja cilíndrica 17 mm.
- ☐ Sutura monofilamento sintético absorbible Glycomer 631™ (ej. Byosin) Loop 1 aguja cilíndrica 40 mm.
- ☐ Sutura monofilamento sintético absorbible Glycomer 631™ (ej. Byosin) 0 aguja cilíndrica 37 mm.
- ☐ Sutura multifilamento sintético absorbible Poliglactina 910™ (ej: Vycril) 0 aguja cilíndrica 37 mm.
- ☐ Sutura multifilamento trenzado no absorbible (ej: Seda) 2/0 aguja cilíndrica 26 mm.
- ☐ Sutura multifilamento sintético absorbible Poliglactina 910™ (ej: Vycril) 2/0 aguja cilíndrica 26 mm.
- ☐ Sutura multifilamento sintético absorbible Poliglactina 910™ (ej: Vycril) 3/0 y 4/0 para ligaduras.
- ☐ Sutura multifilamento trenzado no absorbible (ej: Seda) 0 para ligaduras.

Aparataje:

- ☐ Consola para bisturí eléctrico.
- ☐ Sistema de aspiración.

Técnica Quirúrgica:

- Incisión subcostal de Kocher ampliada hacia la izquierda. Apertura por planos y evaluación de la cavidad.
- Una vez valorada la resecabilidad de la lesión, el procedimiento se inicia por una colecistectomía según la técnica anteriormente descrita.
- Identificar el conducto colédoco en toda su longitud, previa maniobra de Kocher (despegamiento del ángulo duodeno-pancreático) hasta comprobar su inserción en la segunda porción duodenal. Se aísla la arteria gastroduodenal que se liga con sutura reabsorbible de 2/0 y se secciona.
- Se abre la transcavidad de los epiplones por incisión a nivel del ligamento gastrocólico, que se va seccionando con bisturí eléctrico, para evidenciar la cara anterior del páncreas.
- Se procede al paso del eje portal por detrás del proceso uncinado del páncreas.
- Liberación de la tercera y cuarta porción duodenal y sección del ligamento de Treitz.
- Realización de una ligadura de la arteria pilórica y de la coronarioestomáquica y marcación en el estómago de la zona a seccionar que se incluirá con la pieza quirúrgica (antrectomía).
- Sección del conducto colédoco a la altura de la inserción del conducto cístico con bisturí frío y se referencia su cabo proximal.
- Sección del páncreas con bisturí frío haciendo hemostasia de los vasos pancreáticos del borde de sección.

- Sección del estómago a nivel del antro y el duodeno a nivel de la primera asa yeyunal con Endo GIA 60 y 80 mm carga beige.
- Extirpación la pieza quirúrgica quedando el restablecimiento de la continuidad.
- Confección de una primera anastomosis pancreatoyeyunal o pancreatogástrica (según preferencia del cirujano) que se realiza con puntos sueltos de seda del 2/0 a o Byosin 2/0.
- Realización de la anastomosis bilioentérica (hepaticoyeyunostomía según técnica anterior) y finalmente la anastomosis gastroentérica.
- Lavados, comprobación de hemostasia y se cierra bajo drenaje tipo aspirativo subcostal.
- En todo momento debemos tener presente que el procedimiento es de una complejidad extrema, por lo que, teniendo en cuenta el área anatómica, siempre debemos disponer de material de cirugía vascular, incluidos vessel loop, sutura del 4/0 de Prolene, clamps vasculares y apósitos hemostáticos así como suero hirviendo.
- Preferentemente, utiliza la pinza hemostática Ligasure Precise™ o convencional como método de electrocoagulación.

PROCEDIMIENTOS SOBRE EL BAZO

ESPLENECTOMÍA

INDICACIONES:

Enfermedades hematológicas, metástasis de tumores, traumatismos cerrados o abiertos, lesión iatrógena durante otros procedimientos quirúrgicos.

COBERTURA QUIRÚRGICA:

Set universal (compuesto por una sábana para cuerpo superior, una sábana para cuerpo inferior y dos paños con pegatina para ambos lados).

POSICIÓN QUIRÚRGICA:

Decúbito supino lateralizado hacia la derecha.

ANESTESIA:

General según características del paciente.

INSTRUMENTAL:

- ☐ Caja con instrumental para laparotomía.
- ☐ Caja con instrumental para cirugía vascular.

MATERIAL FUNGIBLE / NO FUNGIBLE:

- ☐ Batas estériles.
- ☐ Gasas.
- ☐ Compresas.
- ☐ Guantes estériles.
- ☐ Hoja bisturí número 10.
- ☐ Bisturí eléctrico.
- ☐ Terminal largo para bisturí eléctrico.
- ☐ Malla (optativa).
- ☐ Ligasure Impact™.
- ☐ Hemostáticos tipo Veriset.

- ☐ Solución salina a alta temperatura > 37° C.
- ☐ Aro para protección del campo quirúrgico (el número dependerá de la incisión).
- ☐ Aspirador 22 Fr.
- ☐ Bolsa instrumental.
- ☐ Drenaje no aspirativo tipo Penrose (si fuera necesario).
- ☐ Bolsa colectora de líquido drenado.
- ☐ Agrafes.
- ☐ Jeringa 50 cc. con cono cateter alimentación.

SUTURAS:

- ☐ Sutura monofilamento sintético absorbible Glycomer 631™ (ej. Byosin) Loop 1 aguja cilíndrica 40 mm.
- ☐ Sutura monofilamento sintético absorbible Glycomer 631™ (ej. Byosin) 0 aguja cilíndrica 37 mm.
- ☐ Sutura multifilamento sintético absorbible Poliglactina 910™ (ej: Vycril) 0 aguja cilíndrica 37 mm.
- ☐ Sutura multifilamento trenzado no absorbible (ej: Seda) 0 aguja triangular 26 mm.
- ☐ Sutura multifilamento sintético absorbible Poliglactina 910™ (ej: Vycril) 3/0 y 4/0 para ligadura.

APARATAJE:

- ☐ Consola para bisturí eléctrico.
- ☐ Sistema de aspiración.

TÉCNICA QUIRÚRGICA:

- En primer lugar, tener presente que, siempre que se pueda, intentaremos la conservación del bazo, así que el manejo consevador de su lesión será la maniobra predominante, mediante apósitos hemostáticos y compresión con suero hirviendo en compresas, incluyendo la posibilidad de sutura del parénquima o la colocación de malla absorbible para la contención de la rotura.
- En caso de que recibamos la indicación de que vayamos a extirpación, la cirugía comienza con un despegamiento de sus adherencias al riñón, colon izquierdo y peritoneo parietal posterior, para su luxación hacia la línea media (Maniobra de Gómez).
- Una vez luxado, disecamos el hilio esplénico con ligadura, con Ligasure o con sutura de la vena y arteria esplénica, siguiendo posteriormente la sección de los vasos gástricos cortos con Ligasure (vasos entre la superficie cóncava del bazo y la curvatura mayor del estómago).
- Extracción de la pieza y comprobación de hemostasia.

CIRUGÍA ESOFÁGICA

ESOFAGUECTOMÍA SUBTOTAL

INDICACIONES:

Tratamiento de la neoplasia esofágica. Estenosis esofágicas por cáusticos.

COBERTURA QUIRÚRGICA:

Set de laparoscópica, compuesto de una sábana trilaminada para laparoscopia que incorpora una fenestración con bolsas laterales.

POSICIÓN QUIRÚRGICA:

- Paciente en decúbito supino, lateralización derecha del cuello y brazo izquierdo pegado a la mesa con almohadilla debajo de los hombros.
- En caso de abordaje torácico, posición en decúbito prono de inicio para disección del esófago torácico y posterior colocación en la posición anterior.

ANESTESIA:

General según características del paciente.

Material e instrumental de cirugía abierta:

INSTRUMENTAL:

- ☐ Caja con instrumental para laparotomía.
- ☐ Caja con instrumental para cirugía vascular.
- ☐ Motor para sistema de grapado Signia.

MATERIAL FUNGIBLE / NO FUNGIBLE:

- ☐ Batas estériles.
- ☐ Gasas.
- ☐ Compresas.
- ☐ Guantes estériles.
- ☐ Hoja bisturí número 10.

- ☐ Bisturí eléctrico.
- ☐ Terminal largo para bisturí eléctrico.
- ☐ Ligasure Impact™.
- ☐ Fleboextractor.
- ☐ Aro para protección del campo quirúrgico (el número dependerá de la incisión).
- ☐ Aspirador 22 Fr.
- ☐ Bolsa instrumental.
- ☐ Drenaje no aspirativo tipo Penrose (si precisa).
- ☐ Bolsa colectora de líquido drenado.
- ☐ Drenaje aspirativo silicona nº 8/10.
- ☐ Agrafes.
- ☐ Parche hemostático Veriset.
- ☐ Endo GIA 60 mm. tejido mediano.
- ☐ Protector motor Signia.

SUTURAS:

- ☐ Sutura monofilamento sintético absorbible Glycomer 631™ (ej. Byosin) 1 aguja cilíndrica 40 mm.
- ☐ Sutura monofilamento sintético absorbible Glycomer 631™ (ej. Byosin) 0 aguja cilíndrica 37 mm.
- ☐ Sutura monofilamento sintético absorbible Glycomer 631™ (ej. Byosin) 3/0 cilíndrica 17 mm.
- ☐ Sutura multifilamento sintético absorbible Poliglactina 910™ (ej: Vycril) 0 aguja cilíndrica 37 mm.
- ☐ Sutura multifilamento sintético absorbible Poliglactina 910™ (ej: Vycril) 2/0 aguja cilíndrica 26 mm.
- ☐ Sutura multifilamento trenzado no absorbible (ej: Seda) 0 aguja triangular 26 mm.
- ☐ Sutura multifilamento sintético absorbible Poliglactina 910™ (ej: Vycril) 3/0 y 4/0 para ligadura.

APARATAJE:

- ☐ Consola para bisturí eléctrico.
- ☐ Sistema de aspiración.

Material e instrumental para técnica laparoscópica:

(al material anteriormente descrito se le añade lo siguiente):

- ☐ Caja de instrumental para cirugía laparoscópica.
- ☐ Trócar 5 mm.
- ☐ Trócar 11 mm.
- ☐ Trócar 12 mm.
- ☐ Ligasure Maryland™.
- ☐ Aspirador/ Irrigador (opcional).
- ☐ Aspirador para neumoperitoneo.
- ☐ Funda de cámara.
- ☐ Óptica 0º.
- ☐ Cable luz Fría.
- ☐ Tijera laparoscópica.
- ☐ Cable monopolar.

APARATAJE:

- ☐ Consola para bisturí eléctrico.
- ☐ Sistema de aspiración.
- ☐ Torre Laparoscopia.

TÉCNICA QUIRÚRGICA:

Existe un doble o hasta triple abordaje de esta intervención, por lo que el campo se prepará desde el cuello hasta el pubis.

- Abordaje laparoscópico para la identificación de la lesión y estadiaje, con la posibilidad de proseguir por dicho abordaje.

TÉCNICA ABIERTA:

- Colocación y exposición del campo quirúrgico desde la mandíbula hasta por debajo del ombligo.

Primer tiempo abdominal:

- Liberación de la curvatura mayor del estómago como anteriormente se ha descrito hasta abordaje del hiato esofágico.

- Disección del hiato esofágico y referencia del esófago abdominal con sonda. Se conservará en todo momento el tronco gastroepiploico derecho, por lo que la disección ha de ser minuciosa y exquisita de toda la curvatura mayor hasta la región prepilórica, donde encontraríamos el mismo.
- Disección de la curvatura menor, preservando la arteria pilórica y progresión por la misma hasta el hiato esofágico.
- Incisión vertical del diafragma a nivel hiato con ligadura de arterias frénicas que pasan a dicho nivel, lo cual nos permite el acceso al mediastino inferior.
- Disección lateral, posterior y anterior del esófago hasta venas pulmonares inferiores, teniendo especial cuidado en no abrir la pleura parietal pulmonar y visualizando y controlando en todo momento el pericardio que esté visible y expuesto.

Segundo tiempo:

- Abordaje cervical por cervicotomía lateral izquierda. Disección por planos hasta encontrar el lóbulo inferior tiroideo, que se luxa hacia la línea media, con ligadura de los vasos tiroideos inferiores y aislamiento del esófago cervical a dicha altura.
- Se procede a la disección desde ahí hacia abajo, hasta el cayado de la aorta, mediante disección roma, previa referencia del esófago. Sección del esófago en dicho nivel.

Tercer tiempo:

- Strippin esofágico y extirpación. Para ello necesitaremos un fleboextractor, el cual se colocará y progresará por el esófago desde la incisión abdominal hasta visualizarlo en la incisión del cuello.
- Se anudará y fijará la oliva de fijación al extremo seccionado proximal y mediante tracción firme, se procederá a la extracción del esófago por la herida abdominal.

Cuarto tiempo:

- Confección de plastia gástrica y ascenso para realizar la reconstrucción.
- Una vez el esófago en la herida abdominal, se seccionará con Endo GIA 60 mm. junto con una porción de fundus gástrico para la confección de un tubo gástrico que se ascenderá por el mediastino posterior para alojarlo hasta el cuello, donde se anastomosará al esófago seccionado para reconstrucción de la continuidad.
- La anastomosis se hará en dos planos T-L con Byosin 3/0 puntos sueltos.
- Confeccionar la yeyunostomía de alimentación, cerrar después de comprobar la hemostasia y recuento de material, mientras dejas el drenaje en el cuello y abdomen.

TÉCNICA TORACOSCÓPICA:

- En este caso se inicia el procedimiento en decúbito prono.
- Colocar 3 trócares de 5, 11 y 12 mm. en línea axilar anterior y posterior a nivel de la 5ª, 8ª y 10ª del espacio intercostal derecho.
- Entrar en la cavidad torácica para aislar y seccionar la vena ácigos con Ligasure.
- Se incide pleura mediastínica para control y diseccionamos en longitud del esófago, que se continúa con Ligasure hasta aislamiento completo.
- Una vez finalizado, se procede al tiempo abdominal y cervical descrito anteriormente, pudiendo ser realizado el abdominal íntegramente por vía laparoscópica.

Situaciones especiales:

- Por su especial complejidad y situación anatómica del esófago, la posibilidad de neumotórax es alta, de modo que siempre debemos tener disponibilidad de drenajes pleurales para finalizar el procedimiento.
- Asimismo la posibilidad de una lesión vascular mayor nos obliga a mantener expuesto el tórax del paciente, así que en caso de que fuera necesario efectuaremos control emergente de sangrado, material vascular y suturas hemostáticas.

HERNIA DE HIATO POR ENFERMEDAD POR REFLUJO GASTROESOFÁGICO (ERGE)

INDICACIONES:

Los pacientes que presentan sintomatología de Enfermedad por Reflujo Gastroesofágico (ERGE) y que por diversos motivos, ya fuera por clínica recurrente, negativa a tomar la medicación de por vida, una respuesta insuficiente al tratamiento, etcétera, son candidatos a cirugía. El objetivo es restablecer nuevamente la unión esofagogástrica.

COBERTURA QUIRÚRGICA:

Set de cirugía laparoscópica compuesto por una sábana trilaminada para laparoscopia que incorpora una fenestración con bolsas laterales.

POSICIÓN QUIRÚRGICA:

Posición francesa.

ANESTESIA:

General según características del paciente.

INSTRUMENTAL:

- ☐ Caja con instrumental para laparotomía (en el caso de complicación y haya que convertir la técnica).
- ☐ Caja con instrumental para cirugía laparoscópica (contiene pinzas con dientes y sin dientes, disector y clamp vascular) con separador hepático.

MATERIAL FUNGIBLE / NO FUNGIBLE:

- ☐ Batas estériles.
- ☐ Gasas.
- ☐ Compresas.

- ☐ Guantes estériles.
- ☐ Hoja bisturí número 11.
- ☐ Bisturí eléctrico (por si hubiera complicación).
- ☐ Aspirador 22 Fr. (por si hubiera complicación).
- ☐ Aspirador para neumoperitoneo (si no se dispone de material específico).
- ☐ Bolsa instrumental.
- ☐ Funda de cámara.
- ☐ Drenaje aspirativo tipo Redón 12 Fr (si precisa).
- ☐ Agrafes.
- ☐ 2 Trócar Óptico de 12 mm.
- ☐ 3 Trócar de 5 mm.
- ☐ Aspirador / Irrigador.
- ☐ Ligasure Maryland.
- ☐ Óptica 0° o 30° de 10mm.
- ☐ Cable de luz fría.
- ☐ Cable monopolar.
- ☐ Tijera laparoscópica.
- ☐ Sonda nasogástrica.
- ☐ Jeringa 50cc.
- ☐ Azul Metileno.
- ☐ Parche hemostático Veriset.

SUTURAS:

- ☐ Sutura multifilamento sintético absorbible Poliglactina 910™ (ej: Vycril) 1 aguja cilíndrica anzuelo para fijar trócar y suturar orificio umbilical.
- ☐ Sutura multifilamento trenzado no absorbible (ej: Seda) 2/0 aguja circular 26 mm.

APARATAJE:

- ☐ Consola para bisturí eléctrico.
- ☐ Sistema de aspiración.
- ☐ Torre de cirugía laparoscópica.

TÉCNICA QUIRÚRGICA:

En primer lugar, debemos colocar 5 trócares:

- Trócar óptico supraumbilical 12 mm.
- Trócar de 12 mm. sobre la línea medioclavicular izquierda (mano derecha del cirujano).
- Trócar de 5 mm. flanco izquierdo (auxiliar/primer ayudante).
- Trócar de 5 mm. línea medioclavicular derecha (mano izquierda cirujano).
- Trócar de 5 mm. subxifoideo (separador hepático).

Existen 4 procedimientos diferentes:

Nissen-Rossetti:

- Apertura de la membrana que separa estómago e hígado (pars flaccida), disecar el tejido que rodea al esófago hasta visualizar el pilar derecho, la cara posterior esofágica y el pilar izquierdo.
- Una vez disecado el espacio retroesofágico cerrar ambos pilares nuevamente.
- Para crear un nuevo mecanismo antirreflujo hacer una plicatura o corbata del fundus gástrico (360º) sobre esofágico. Lo fijamos con tres puntos para evitar que no se deslice.
- Comprobar con azul de metileno, a través de sonda nasogástrica, que no haya ninguna perforación inadvertida en la pared del esófago.
- Confirmar la hemostasia, retirar los trócares bajo visión directa y cerrar los orificios laparoscópicos.

Nissen:

El procedimiento es similar al Nissen-Rossetti, pero en este caso liberaremos los vasos que acompañan al fundus gástrico para facilitar la confección de la funduplicatura/corbata.

Toupet:

La única diferencia radica en que la funduplicatura no es de 360°, sino de 270°.

Hernia de hiato:

El procedimiento es similar al Nissen-Rosssetti, con la peculiaridad que durante la maniobra de liberación inicial del esófago, traccionamos el estómago herniado por el hiato diafragmático para así volver a colocarlo en cavidad abdominal.

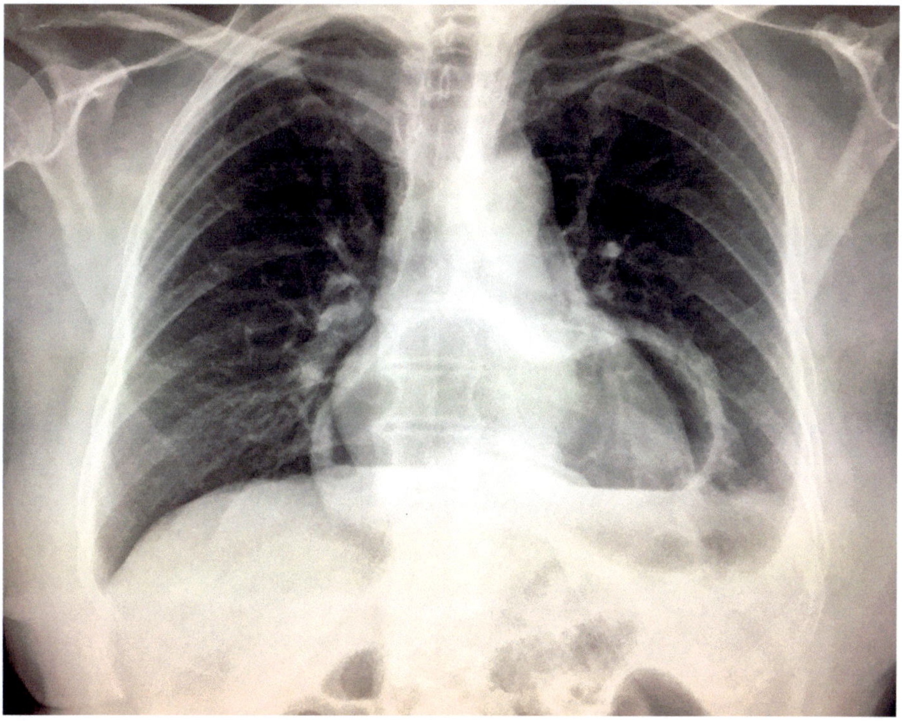

Imagen radiográfica de una hernia de hiato.

PROCEDIMIENTOS SOBRE EL ESTÓMAGO

GASTRECTOMÍA TOTAL

INDICACIONES:

Tratamiento quirúrgico de la neoplasia gástrica.

COBERTURA QUIRÚRGICA:

Set universal (compuesto por una sábana para cuerpo superior, una sábana para cuerpo inferior y dos paños con pegatina para ambos lados).

POSICIÓN QUIRÚRGICA:

Decúbito supino, con colocación de una almohada debajo del área abdominal para una mayor exposición de la zona a intervenir.

ANESTESIA:

General según características del paciente.

INSTRUMENTAL:

- ☐ Caja con instrumental para laparotomía.
- ☐ Caja con instrumental para cirugía vascular.
- ☐ Motor para sistema de grapado Signia.

MATERIAL FUNGIBLE / NO FUNGIBLE:

- ☐ Batas estériles.
- ☐ Gasas.
- ☐ Compresas.
- ☐ Guantes estériles.
- ☐ Hoja bisturí número 10.
- ☐ Bisturí eléctrico.
- ☐ Terminal largo para bisturí eléctrico.
- ☐ Ligasure Impact ™.

- ☐ Aro para protección del campo quirúrgico (el número dependerá de la incisión).
- ☐ Aspirador 22 Fr.
- ☐ Bolsa instrumental.
- ☐ Drenaje no aspirativo tipo Penrose (si precisa).
- ☐ Bolsa colectora de líquido drenado.
- ☐ Agrafes.
- ☐ Jeringa 50 cc. cono cateter alimentación.
- ☐ Carga Endo GIA 60 mm. tejido mediano.
- ☐ Protector motor Signia.
- ☐ Grapadora quirúrgica circular EEA Premium ™ 28 mm. (en ocasiones 25mm).
- ☐ Gradadora quirúrgica Purstring ™ 45 mm. o 65 mm.
- ☐ Azul de metileno.

SUTURAS:

- ☐ Sutura monofilamento sintético absorbible Glycomer 631™ (ej. Byosin) Loop 1 aguja cilíndrica 40 mm.
- ☐ Sutura monofilamento sintético absorbible Glycomer 631™ (ej. Byosin) 0 aguja cilíndrica 37 mm.
- ☐ Sutura monofilamento sintético absorbible Glycomer 631™ (ej. Byosin) 3/0 aguja cilíndrica 17 mm.
- ☐ Sutura multifilamento sintético absorbible Poliglactina 910™ (ej: Vycril) 0 aguja cilíndrica 37 mm.
- ☐ Sutura multifilamento trenzado no absorbible (ej: Seda) 0 aguja triangular 26 mm.
- ☐ Sutura multifilamento sintético absorbible Poliglactina 910™ (ej: Vycril) 3/0 y 4/0 para ligadura.

APARATAJE:

- ☐ Consola para bisturí eléctrico.
- ☐ Sistema de aspiración.

Técnica quirúrgica:

- Incisión con laparotomía media supraumbilical subxifoidea o bien subcostal bilateral. Apertura por planos y protección del campo. Evaluación de la resecabilidad de la lesión.
- Apertura de la transcavidad de los epiplones. Para ello traccionamos del epiplón mayor hacia arriba y del colon transverso hacia abajo, incidiendo la hoja peritoneal que los adhiere, lo que proporcionará acceso a dicha región, visualizando progresivamente en su fondo la cara anterior del páncreas.
- Continuar la disección hacia la derecha del paciente hasta encontrar la arteria y vena gastroepiploica derecha que se liga con Ligasure y se secciona.
- Se incide la pars flacida del epiplón menor, para la localización y ligadura de la arteria pilórica (rama de la arteria gastroduodenal) que se secciona con Ligasure.
- Confeccionar un túnel por debajo de la primera porción duodenal y por dentro de la arteria gastroduodenal (que debe preservarse) y se secciona el duodeno en dicho nivel con Endo GIA 60 mm. carga beige, pudiendo realizar refuerzo de la sección con sutura continua de Byosin 3/0.
- Continuamos liberando curvatura mayor gástrica, incluyendo el epiplón mayor en dirección hacia el hiato, ligando los vasos gástricos cortos con Ligasure e incidiendo la membrana frenoesofágica para el control y liberación del esófago abdominal, procediéndose a su referencia con una sonda o drenaje que se mantiene con una pinza, para facilitar la tracción.
- Abordar el tronco celíaco procediendo a la sección de la arteria gástrica izquierda (arteria coronarioestomáquica) y su vena con Ligasure.
- Se referencia el esófago con dos puntos sueltos y seccionamos por debajo de los mismos con Endo GIA 60 mm.

- Extirpar y planear la reconstrucción del tránsito que se hará mediante un montaje en Y de Roux con anastomosis esogagoyeyunal T-L y enteroentérica L-L.
- La anastomosis esofagoyeyunal precisa de una grapadora circular EEA Premium de 28 mm. (25 mm. en ocasiones), por lo que previamente dispondremos un Purstring 45 mm. para realizar la sutura mecánica circular.
- Después introduciremos el vástago, que será anudado con la sutura previa (introducido en la sección del esófago).
- Introduciremos la pistola en el asa yeyunal que se va a anastomosar y se procederá a la anastomosis mecánica.
- Reforzaremos la misma con puntos sueltos de Byosin 3/0 y comprobaremos la estanqueidad con la instalación de azul de metileno a través de la sonda nasogástrica.
- Realizaremos la anastomosis enteroentérica según la técnica anteriormente descrita.
- Cierre por planos bajo drenaje subhepático.

GASTRECTOMÍA SUBTOTAL (ANTRECTOMÍA, GASTRECTOMÍA 3/4)

INDICACIONES:

Tratamiento de neoplasia gástrica antral. Tratamiento de enfermedad ulcerosa. Tratamiento y procedimiento que forma parte de la duodenopancreatectomía cefálica. Gastrectomía de necesidad en caso de tratamiento de neoplasia de colon localmente avanzada.

COBERTURA QUIRÚRGICA:

Set universal (compuesto por una sábana para cuerpo superior, una sábana para cuerpo inferior y dos paños con pegatina para ambos lados).

POSICIÓN QUIRÚRGICA:

Decúbito supino, con colocación de una almohada debajo del área abdominal para una mayor exposición de la zona a intervenir

ANESTESIA:

General según características del paciente.

INSTRUMENTAL:

- ☐ Caja con instrumental para laparotomía.
- ☐ Caja con instrumental para cirugía vascular.
- ☐ Motor para sistema de grapado Signia.

MATERIAL FUNGIBLE / NO FUNGIBLE:

- ☐ Batas estériles.
- ☐ Gasas.
- ☐ Compresas.
- ☐ Guantes estériles.

- ☐ Hoja bisturí número 10.
- ☐ Bisturí eléctrico.
- ☐ Terminal largo para bisturí eléctrico.
- ☐ Ligasure Impact™.
- ☐ Aro para protección del campo quirúrgico (el número dependerá de la incisión).
- ☐ Aspirador 22 Fr.
- ☐ Bolsa instrumental.
- ☐ Drenaje no aspirativo tipo Penrose (si precisa).
- ☐ Bolsa colectora de líquido drenado.
- ☐ Agrafes.
- ☐ Jeringa 50cc. con cono cateter alimentación.
- ☐ Carga Endo GIA 60 mm. tejido mediano.
- ☐ Protector motor Signia.
- ☐ Grapadora quirúrgica circular EEA Premium ™. 28 mm. (en ocasiones 25mm).
- ☐ Gradadora quirúrgica Purstring ™ 45 mm. o 65 mm.
- ☐ Azul de metileno.

SUTURAS:

- ☐ Sutura monofilamento sintético absorbible Glycomer 631™ (ej. Byosin) Loop 1 aguja cilíndrica 40 mm.
- ☐ Sutura monofilamento sintético absorbible Glycomer 631™ (ej. Byosin) 0 aguja cilíndrica 37 mm.
- ☐ Sutura monofilamento sintético absorbible Glycomer 631™ (ej. Byosin) 3/0 aguja cilíndrica 17 mm.
- ☐ Sutura multifilamento sintético absorbible Poliglactina 910™ (ej: Vycril) 0 aguja cilíndrica 37 mm.
- ☐ Sutura multifilamento trenzado no absorbible (ej: Seda) aguja triangular 26 mm.
- ☐ Sutura multifilamento sintético absorbible Poliglactina 910™ (ej: Vycril) 3/0 y 4/0 para ligadura.

Aparataje:

- ☐ Consola para bisturí eléctrico.
- ☐ Sistema de aspiración.

Técnica quirúrgica:

- Similar a la anteriormente descrita, pero la sección distal, la gástrica, se realizará en un punto situado en el cuerpo o fundus gástrico, por lo que precisamos de varias cargas de Endo GIA 60 mm. para la misma.
- La reconstrucción se efectuará mediante anastomosis gastroentérica en Y de Roux o bien mediante anastomosis tipo Billroth II (anastomosis sin sección de la continuidad intestinal). Ambas en cara posterior gástrica, y realizadas con sutura mecánica Endo GIA 60 mm.
- Cierre y finalización, similar a la anterior.

VAGOTOMÍA TRONCULAR Y PILOROPLASTIA

Indicaciones:

Tratamiento de la úlcera péptica y de la estenosis ulcerosa.

Cobertura Quirúrgica:

Set universal (compuesto por una sábana para cuerpo superior, una sábana para cuerpo inferior y dos paños con pegatina para ambos lados).

Posición Quirúrgica:

Decúbito supino, con colocación de una almohada debajo del área abdominal para una mayor exposición de la zona a intervenir

Anestesia:

General según características del paciente.

Instrumental:

Caja con instrumental para laparotomía.

Material fungible / no fungible:

- ☐ Batas estériles.
- ☐ Gasas.
- ☐ Compresas.
- ☐ Guantes estériles.
- ☐ Hoja bisturí número 10.
- ☐ Bisturí eléctrico.
- ☐ Terminal largo para bisturí eléctrico.
- ☐ Aro para protección del campo quirúrgico (el número dependerá de la incisión).
- ☐ Aspirador 22 Fr.
- ☐ Bolsa instrumental.
- ☐ Hemoclip M o L.
- ☐ Agrafes.

- ☐ Bolsa colectora de líquido drenado.
- ☐ Drenaje no aspirativo tipo Penrose (si precisa).

SUTURAS:

- ☐ Sutura monofilamento sintético absorbible Glycomer 631™ (ej. Byosin) Loop 1 aguja cilíndrica 40 mm.
- ☐ Sutura monofilamento sintético absorbible Glycomer 631™ (ej. Byosin) 0 aguja cilíndrica 37 mm.
- ☐ Sutura multifilamento sintético absorbible Poliglactina 910™ (ej: Vycril) 0 aguja cilíndrica 37 mm.
- ☐ Sutura multifilamento trenzado no absorbible (ej: Seda) 0 aguja triangular 26 mm.
- ☐ Sutura multifilamento trenzado no absorbible (ej: Seda) 2/0 aguja cilíndrica 26 mm.

APARATAJE:

- ☐ Consola para bisturí eléctrico.
- ☐ Sistema de aspiración.

TÉCNICA QUIRÚRGICA:

- Incisión media subxifoidea hasta el ombligo. Apertura por planos, exposición de la cavidad y comprobar la lesión.
- Realiza una incisión de la membrana frenoesofágica para aislar el esófago abdominal e identificación de los nervios vagos (anterior izquierdo y posterior derecho) paralelos al esófago, los cuales se individualizan y seccionan bajo hemoclips. Mandar muestra para su estudio.
- Abordar la región pilórica. Referenciar con dos puntos sueltos en el extremo superior e inferior del píloro. Tira de ellos para efectuar una incisión en horizontal con el electrobisturí hasta visualizar la mucosa gástrica y comprobar la sección del espesor total del mismo. Realiza una piloroplastia con puntos sueltos en el sentido transversal a la incisión.
- Lavados, comprobar hemostasia y drenaje subhepático.

CIRUGÍA INTESTINAL

RESECCIÓN PARCIAL DEL INTESTINO DELGADO Y ANASTOMOSIS INMEDIATA

INDICACIONES:

Tratamiento primario de enfermedades del intestino, o bien como procedimiento obligado en resecciones de otras áreas anatómicas. Reconstrucción del tránsito intestinal.

En ocasiones también por motivos de necesidad en el transcurso de una laparotomía cuando se descubre otro diagnóstico u otros hallazgos que requieren tratamiento in situ.

COBERTURA QUIRÚRGICA:

Set universal (compuesto por una sábana para cuerpo superior, una sábana para cuerpo inferior y dos paños con pegatina para ambos lados).

POSICIÓN QUIRÚRGICA:

Decúbito supino.

ANESTESIA:

General según características del paciente.

INSTRUMENTAL:

- ☐ Caja con instrumental para laparotomía.
- ☐ Caja con instrumental para cirugía vascular.
- ☐ Motor para sistema de grapado Signia.

MATERIAL FUNGIBLE / NO FUNGIBLE:

- ☐ Batas estériles.
- ☐ Gasas.
- ☐ Compresas.
- ☐ Guantes estériles.
- ☐ Hoja bisturí número 10.

- ☐ Bisturí eléctrico.
- ☐ Terminal largo para bisturí eléctrico.
- ☐ Ligasure Impact™.
- ☐ Hemostáticos tipo Veriset.
- ☐ Aro para protección del campo quirúrgico (el número dependerá de la incisión).
- ☐ Aspirador 22 Fr.
- ☐ Bolsa instrumental.
- ☐ Drenaje no aspirativo tipo Penrose o aspirativo tipo Redón.
- ☐ Bolsa colectora de líquido drenado.
- ☐ Cargas Endo GIA 60 mm.
- ☐ Cubierta estéril para Motor Signia.
- ☐ Agrafes.

SUTURAS:

- ☐ SSutura monofilamento sintético absorbible Glycomer 631™ (ej. Byosin) 3/0 aguja cilíndrica 17 mm.
- ☐ Sutura monofilamento sintético absorbible Glycomer 631™ (ej. Byosin) 4/0 aguja cilíndrica 17 mm.
- ☐ Sutura monofilamento sintético absorbible Glycomer 631™ (ej. Byosin) Loop 1 aguja cilíndrica 40 mm.
- ☐ Sutura monofilamento sintético absorbible Glycomer 631™ (ej. Byosin) 0 cilíndrica 37 mm.
- ☐ Sutura multifilamento absorbible 0 agujacilíndrica 37 mm.
- ☐ Sutura multifilamento trenzado no absorbible (ej: Seda) 0 aguja triangular 26 mm.
- ☐ Sutura multifilamento sintético absorbible Poliglactina 910™ (ej: Vycril) 3/0 y 4/0 para ligadura.

APARATAJE:

- ☐ Consola para bisturí eléctrico.
- ☐ Sistema de aspiración.

TÉCNICA QUIRÚRGICA:

- Una vez eviscerado el contenido, y visualizada el área a tratar, realizaremos un ojal, inmediatamente por debajo del borde mesentérico, en la zona de sección prevista que nos permita el paso del instrumental hacia el otro lado del meso. De igual manera, marcaremos la zona distal de sección y el área de intestino entre los dos ojales será el área que extirparemos.
- Mediante Ligasure se procederá a la sección progresiva hacia abajo y hacia el centro, ligando las estructuras vasculares y linfáticas que permite el aparato hasta solidarizar los dos ojales que hemos practicado.
- Después colocaremos la víscera entre las mandíbulas de la Endo GIA 60 mm. o Signia con la misma carga, seccionaremos y graparemos con la misma, realizando el paso dos veces para extirpar completamente el segmento afecto, que se removerá hacia la mesa de instrumental, aislado en una compresa, para evitar su contaminación y lo prepararemos para su estudio histopatológico final.
- Una vez comprobada la hemostasia de la sección del meso y de los bordes de sección, procederemos a la reconstrucción de la continuidad. En ocasiones es necesario hacer un refuerzo de las mismas con sutura continua de Byosin 3/0.
- La anastomosis o reconstrucción de continuidad se hará de forma preferentemente laterolateral, enfrentando de forma paralela los dos bordes y en modo isoperistáltico, es decir, que la continuidad del tránsito sea la establecida anatómicamente o bien antiperistáltica, en cuyo caso, el enfrentamiento de los dos cabos se hará solidarizándolos.
- En el primero de los casos (isoperistáltica), utilizaremos dos puntos para referenciar los extremos de la anastomosis, colocando uno proximal y otro distal, que unan las dos superficies de las asas. Se incidirá con bisturí eléctrico, próximos a ellos, en el borde antimesentérico y se introducirá,

previa dilatación con un mosquito, las ramas del Endo GIA. Cerramos y grapamos con dicho aparato, procediendo finalmente a cerrar el ojal que hemos creado en el borde antimesentérico con una sutura continua de Byosin 3/0.

- En el otro caso (antiperistáltica), donde las dos líneas de grapas se ponen en contacto, se solidarizará con un punto igualmente. Se incidirán los dos bordes superiores, introduciremos la sutura mecánica (Endo GIA o Signia). Realizaremos la anastomosis y concluiremos con una tercera carga mecánica que, cogiendo los dos extremos por delante de la sutura que nos sirvió de anclaje, los seccionaremos y graparemos entre sí, obviando de esa manera cualquier cierre manual.

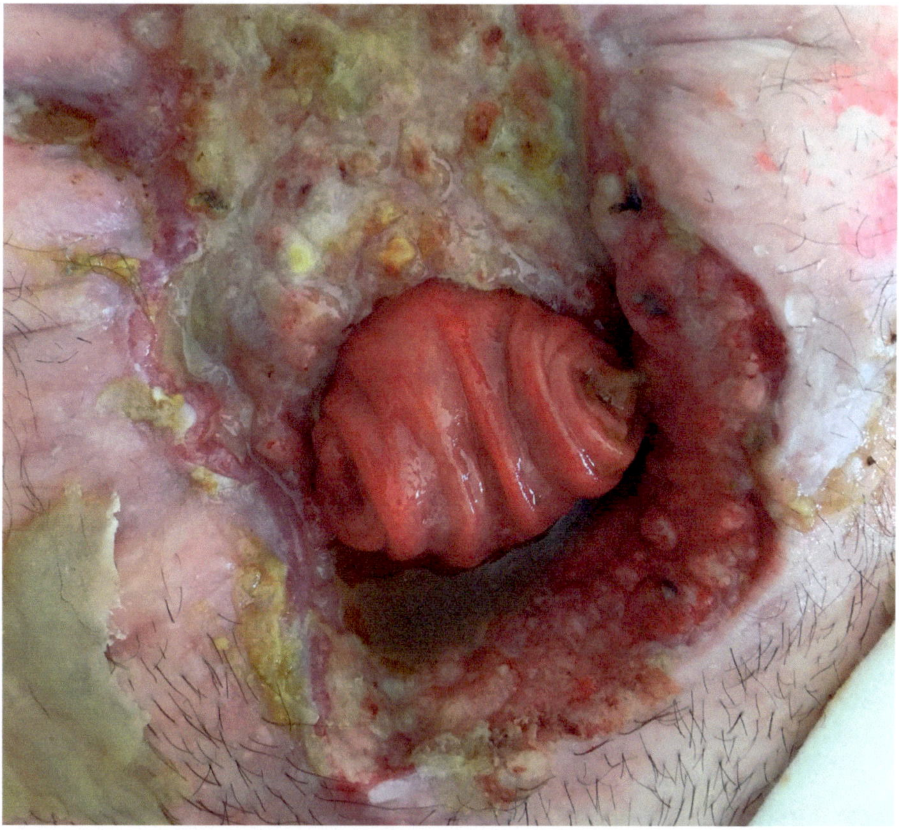

Reseción parcial de intestino delgado y anastomosis inmediata.

ILEOSTOMÍA
(TERMINAL O DE PROTECCIÓN)

INDICACIONES:

Se lleva a cabo ocasionalmente como tratamiento definitivo ante la imposibilidad de reconstruir el tránsito, conformando así un estoma intestinal para tal fin, pero en la mayoría de los caso lo hacemos para la protección y desviación del contenido intestinal, con el propósito de intentar preservar una anastomosis colorrectal, considerada de riesgo.

COBERTURA QUIRÚRGICA:

Set universal (compuesto por una sábana para cuerpo superior, una sábana para cuerpo inferior y dos paños con pegatina para ambos lados).

POSICIÓN QUIRÚRGICA:

Decúbito supino.

ANESTESIA:

General según características del paciente.

INSTRUMENTAL:

- ☐ Caja con instrumental para laparotomía.
- ☐ Caja con instrumental para cirugía vascular.
- ☐ Motor para sistema de grapado Signia.

MATERIAL FUNGIBLE / NO FUNGIBLE:

- ☐ Batas estériles.
- ☐ Gasas.
- ☐ Compresas.
- ☐ Guantes estériles.
- ☐ Hoja bisturí número 10.

- ☐ Bisturí eléctrico.
- ☐ Terminal largo para bisturí eléctrico.
- ☐ Ligasure Impact ™ .
- ☐ Hemostáticos tipo Veriset si precisa.
- ☐ Aro para protección del campo quirúrgico (el número dependerá de la incisión).
- ☐ Aspirador 22 Fr.
- ☐ Bolsa instrumental.
- ☐ Aro para bolsa de ileostomía.
- ☐ Bolsa de recolección de contenido.
- ☐ Cargas Endo GIA 60 mm.
- ☐ Cubierta estéril para motor Signia.
- ☐ Agrafes.

SUTURAS:

- ☐ Sutura monofilamento sintético absorbible Glycomer 631™ (ej. Byosin) 3/0 aguja cilíndrica 17 mm.
- ☐ Sutura monofilamento sintético absorbible Glycomer 631™ (ej. Byosin) Loop 1 aguja cilíndrica 40 mm.
- ☐ Sutura monofilamento sintético absorbible Glycomer 631™ (ej. Byosin) 0 aguja cilíndrica 37 mm.
- ☐ Sutura multifilamento sintético absorbible Poliglactina 910™ (ej: Vycril) 0 aguja cilíndrica 37 mm.
- ☐ Sutura multifilamento sintético absorbible Poliglactina 910™ (ej: Vycril) 3/0 aguja cilíndrica 26 mm.
- ☐ Sutura multifilamento sintético absorbible Poliglactina 910™ (ej: Vycril) 3/0 y 4/0 para ligadura.

APARATAJE:

- ☐ Consola para bisturí eléctrico.
- ☐ Sistema de aspiración.

TÉCNICA QUIRÚRGICA:

Ileostomía terminal:

- Seccionado el segmento a exteriorizar, la confección del túnel parietal seguirá las premisas de la colostomía, pero en Fosa Iliaca Derecha (FID).
- Una vez exteriorizado el segmento intestinal, y debido a la alta alcalinidad del contenido, realizaremos un proceso de eversión mucosa del asa (Brooke) para evitar el derrame del contenido en la piel.
- Se fijará con sutura multifilamento absorbible (Vycril) 3/0 a piel la mucosa.

Ileostomía derivativa:

- En este caso se aboca el segmento intestinal sin seccionar. Es decir, sacar un asa por el túnel parietal y se incide de forma transversal, de tal manera que tendremos dos bocas intestinales.
- La proximal será la funcional, mientras que la distal actuará como descompresión del resto del tubo.
- En todo caso se fijará y se evertirá como anteriormente se ha descrito.

APENDICECTOMÍA

INDICACIONES:

Tratamiento quirúrgico de la apendicitis supurativa o de tumores que se puedan asentar en la misma, siempre y cuando el procedimiento fuera suficiente para el mismo. Vaciamiento del contenido del colon en caso de obstrucción intestinal.

COBERTURA QUIRÚRGICA:

Set universal (compuesto por una sábana para cuerpo superior, una sábana para cuerpo inferior y dos paños con pegatina para ambos lados.)

POSICIÓN QUIRÚRGICA:

Decúbito supino.

ANESTESIA:

General según características del paciente.

INSTRUMENTAL:

Caja con instrumental para apendicectomía.

MATERIAL FUNGIBLE / NO FUNGIBLE:

- ☐ Batas estériles.
- ☐ Gasas.
- ☐ Compresas.
- ☐ Guantes estériles.
- ☐ Hoja bisturí número 10.
- ☐ Bisturí eléctrico.
- ☐ Aspirador 18 (opcional).
- ☐ Ligasure Precise™ (opcional).
- ☐ Agrafes.

SUTURAS:

- ☐ Sutura multifilamento sintético absorbible Poliglactina 910™ (ej: Vycril) 2/0 aguja cilíndrica 26 mm.
- ☐ Sutura multifilamento sintético absorbible Poliglactina 910™ (ej: Vycril) 2/0 aguja cilíndrica 37 mm para tejido subcutáneo (si precisa).
- ☐ Sutura multifilamento trenzado no absorbible (ej: Seda) 2/0 aguja cilíndrica 26 mm.
- ☐ Sutura multifilamento sintético absorbible Poliglactina 910™ (ej: Vycril) absorbible 2/0 y 3/0 para ligadura.

APARATAJE:

- ☐ Consola para bisturí eléctrico.
- ☐ Sistema de aspiración.

TÉCNICA QUIRÚRGICA:

Técnica abierta:

- Incisión de McBurney o Rookey. Apertura por planos, hasta entrar en cavidad para identificar el apéndice patológico.
- Eviscerar con pinzas de Babcock, identificar su meso e inserción que sigue una de las tenias del colon, en la base del ciego. Sección y ligadura del meso con ligaduras o Ligasure Precise hasta anatomizar la base del apéndice.
- Con una pinza prensora en su base (Kryle) se procede a la sección por encima de la misma para extirpación.
- Ligadura de la base con sutura o bien punto por trasfixión de la misma. Introducir la base y aislarlo del resto de la cavidad mediante la invaginación de la misma con una sutura seromuscular en forma de bolsa de tabaco que se realiza con sutura multifilamento absorbible (Vycril) 2/0 o seda.
- Lavados de la cavidad, comprobación de la hemostasia (pu diendo dejar drenaje en la misma) y cierre por planos (peritoneo, musculatura, aponeurosis oblicuo mayor).

HEMICOLECTOMÍA DERECHA

INDICACIONES

Tratamiento de la neoplasia de colon derecho (ciego o ascendente). Tratamiento de la perforación o gangrena del mismo, vólvulo o procedimiento de ampliación en otras patologías quirúrgicas.

En esta oportunidad, diferenciaremos entre el abordaje por laparotomía y el abordaje laparoscópico.

Abordaje por laparotomía:

COBERTURA QUIRÚRGICA:

Set universal, (compuesto por una sábana para cuerpo superior, una sábana para cuerpo inferior y dos paños con pegatina para ambos lados).

POSICIÓN QUIRÚRGICA:

Decúbito supino.

ANESTESIA:

General, según características del paciente

INSTRUMENTAL:

- ☐ Caja con instrumental para laparotomía.
- ☐ Caja con instrumental para cirugía vascular.
- ☐ Motor para sistema de grapado Signia.

MATERIAL FUNGIBLE / NO FUNGIBLE:

- ☐ Batas estériles.
- ☐ Gasas.
- ☐ Compresas.
- ☐ Guantes estériles.
- ☐ Hoja bisturí número 10.

- ☐ Bisturí eléctrico.
- ☐ Terminal largo para bisturí eléctrico.
- ☐ Ligasure Impact™.
- ☐ Hemostáticos tipo Veriset (si precisa).
- ☐ Aro para protección del campo quirúrgico (el número dependerá de la incisión).
- ☐ Aspirador 22 Fr.
- ☐ Bolsa instrumental.
- ☐ Drenaje no aspirativo tipo Penrose o aspirativo tipo Redón, si precisa.
- ☐ Bolsa colectora de líquido drenado.
- ☐ Cargas Endo GIA 60 mm. y 80 mm.
- ☐ Cubierta estéril para motor Signia.
- ☐ Agrafes.

SUTURAS:

- ☐ Sutura monofilamento sintético absorbible Glycomer 631™ (ej. Byosin) 3/0 aguja cilíndrica 17 mm.
- ☐ Sutura monofilamento sintético absorbible Glycomer 631™ (ej. Byosin) 4/0 aguja cilíndrica 17 mm.
- ☐ Sutura monofilamento sintético absorbible Glycomer 631™ (ej. Byosin) Loop 1 aguja cilíndrica 40 mm.
- ☐ Sutura monofilamento sintético absorbible Glycomer 631™ (ej. Byosin) 0 aguja cilíndrica 37 mm.
- ☐ Sutura multifilamento sintético absorbible Poliglactina 910™ (ej: Vycril) 0 aguja cilíndrica 37 mm.
- ☐ Sutura multifilamento trenzado no absorbible (ej: Seda) 0 aguja triangular 26 mm.
- ☐ Sutura multifilamento sintético absorbible Poliglactina 910™ (ej: Vycril) 3/0 y 4/0 para ligadura.

APARATAJE:

- ☐ Consola para bisturí eléctrico.
- ☐ Sistema de aspiración.

TÉCNICA QUIRÚRGICA:

Laparotomía media:

- Apertura por planos y protección de los bordes.
- Colocación de separador, estudio y evaluación de cavidad.
- Se expone el colon enfermo derecho, mediante desviación del paquete enteral a la izquierda del paciente. El ayudante prende el colon derecho y tira hacia el centro.
- La intervención comienza por la incisión de la reflexión peritoneal del mismo en el parietocólico derecho (apertura de fascia de Told) mediante electrobisturí en toda su extensión.
- Movilizar el ciego e íleon terminal mediante la sección de su hoja mesentérica y se libera el ángulo hepático del colon, de sus adherencias a vesícula biliar y duodeno, que ha de rechazarse, progresando por el colon transverso, entrando en la transcavidad de los epiplones, para liberar el colon transverso.
- Identificar la arteria ileocecocoloapendicular por transparencia, y el procedimiento comienza por sección de un ojal mesentérico a unos 5 cm. de la válvula ileocecal, procediendo a la seccion visceral con Endo GIA 60 mm. o Signia 60mm.
- Se progresa la disección del mesocolon derecho, ligando progresivamente los vasos, hasta la raíz de la arteria mesentérica superior, removiendo el componente linfático con Ligasure y finalizado en la zona de sección programada, en colon transverso, que se seccionará con Endo GIA 80 mm. o Signia para remoción de la pieza final.
- La reconstrucción del tránsito se hará mediante anastomosis isoperistáltica o antiperistáltica utilizando para ello cargas de Endo GIA 60 mm. o Signia, según preferencia del cirujano.

Abordaje laparoscópico:

COBERTURA QUIRÚRGICA:

Set de cirugía laparoscópica,(compuesto por una sábana trilaminada para laparoscopia que incorpora una fenestración con bolsas laterales).

POSICIÓN QUIRÚRGICA:

Señalaremos las dos posibilidades durante la explicación de la técnica quirúrgica.

ANESTESIA:

General según características del paciente.

AÑADIR AL MATERIAL E INSTRUMENTAL ANTERIORMENTE DESCRITO:

- ☐ Caja de instrumental para cirugía laparoscópica.
- ☐ Hoja bisturí número 11.
- ☐ Trócar 5 mm.
- ☐ Trócar 11 mm. x 2
- ☐ Trócar 12 mm.
- ☐ Endo GIA 45 mm vascular curve.
- ☐ Endo GIA 60 mm.
- ☐ Grapadora circular EEA Premium ™ 31 mm.
- ☐ Ligasure Maryland™.
- ☐ Aspirador/ Irrigador (opcional).
- ☐ Aspirador para neumoperitoneo.
- ☐ Funda de cámara.
- ☐ Óptica 0°.
- ☐ Cable luz Fría.
- ☐ Tijera laparoscópica.
- ☐ Cable monopolar.

APARATAJE:

- ☐ Consola para bisturí eléctrico.
- ☐ Sistema de aspiración.
- ☐ Torre laparoscopia.

TÉCNICA QUIRÚRGICA:

Inicialmente el comienzo del abordaje mediante esta técnica era similar al de la técnica abierta, pero la experiencia y la evolución de la propia técnica ha demostrado que es mejor realizar el inicio de la disección de manera medial, motivo por el cual los pasos anteriormente indicados se ven alterados sensiblemente en este tipo de abordaje.

El material e instrumental será similar a otros tipos de cirugías laparoscópicas, prestando especial precaución en utilizar material prensil, el cual está especialmente adecuado para el manejo de las vísceras huecas.

La posición de la mesa quirúrgica será fundamental, pues tanto la situación como la creación del neumoperitoneo ayudarán a la disección y movilización del paquete enteral, lo que facilitará posteriormente la disección y exposición de un campo adecuado.

La posición del paciente, de acuerdo con la preferencia el cirujano, puede presentar dos variantes:

- Decúbito supino puro, con el cirujano y el ayudante colocados a la izquierda del paciente, mientras que el instrumentista se ubica a la derecha del paciente.
- Posición de Lloyd Davies, con el cirujano entre las piernas del paciente, el ayudante a la izquierda y el instrumentista a la derecha del paciente, manteniendo el brazo derecho abierto y el brazo izquierdo fijado al cuerpo. Una lateralización izquierda y una posición de Trendelenburg facilitará el desplazamiento del paquete intestinal hacia el hipocondrio izquierdo.

Los puertos de trabajo se iniciarán con la colocación de un tróсar de 11 mm. óptico en la región umbilical, 11 mm. en epigastrio y 12 mm. en la línea axilar anterior izquierda y 5 mm. suprapúbico.

- Tras la creación del neumoperitoneo y durante el abordaje medial, seccionamos el meso ileocólico hasta la segunda rodilla duodenal, procediendo a la ligadura y sección de los vasos ileocólicos con Endo GIA 45 mm. carga vascular.
- Descenso posterior del ángulo hepático del colon y del epiplón a resecar, finalizando con la sección de la fascia de Told derecha para movilización total de la pieza.
- Sección ileal y cólica con Endo GIA 60 mm. para extracción de pieza por incisión subcostal derecha y confección de la anastomosis ileocólica mediante sutura mecánica, bien laterolateral con Endo GIA 60 mm. o bien terminolateral utilizando la EEA premium 31 mm.

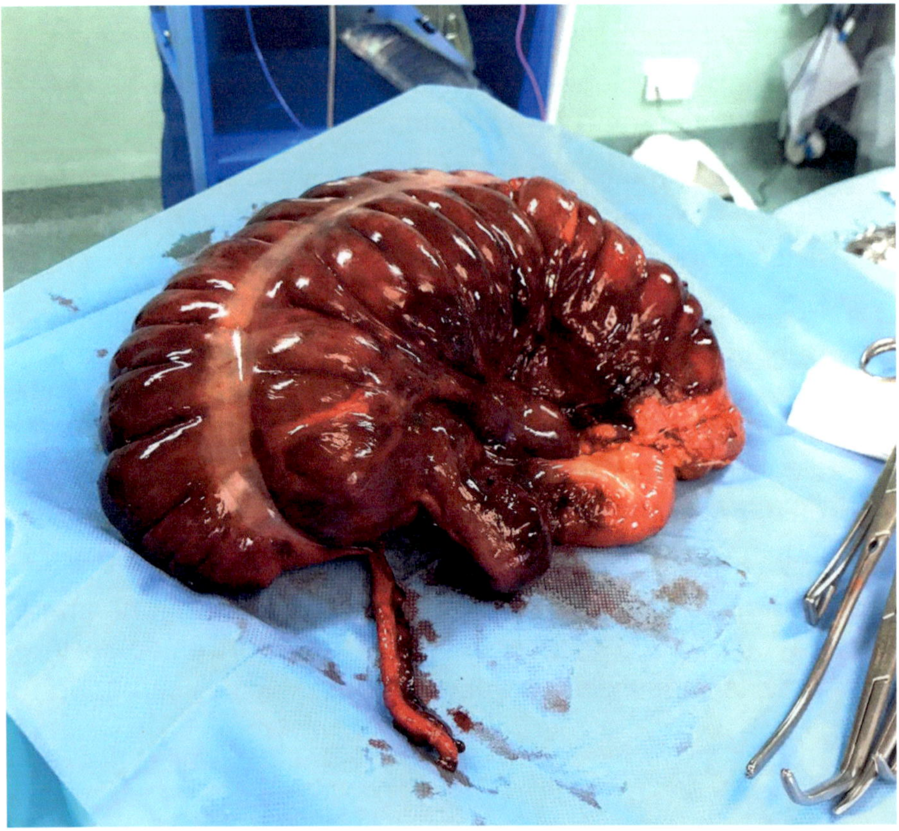

Resección de parte del intestino.

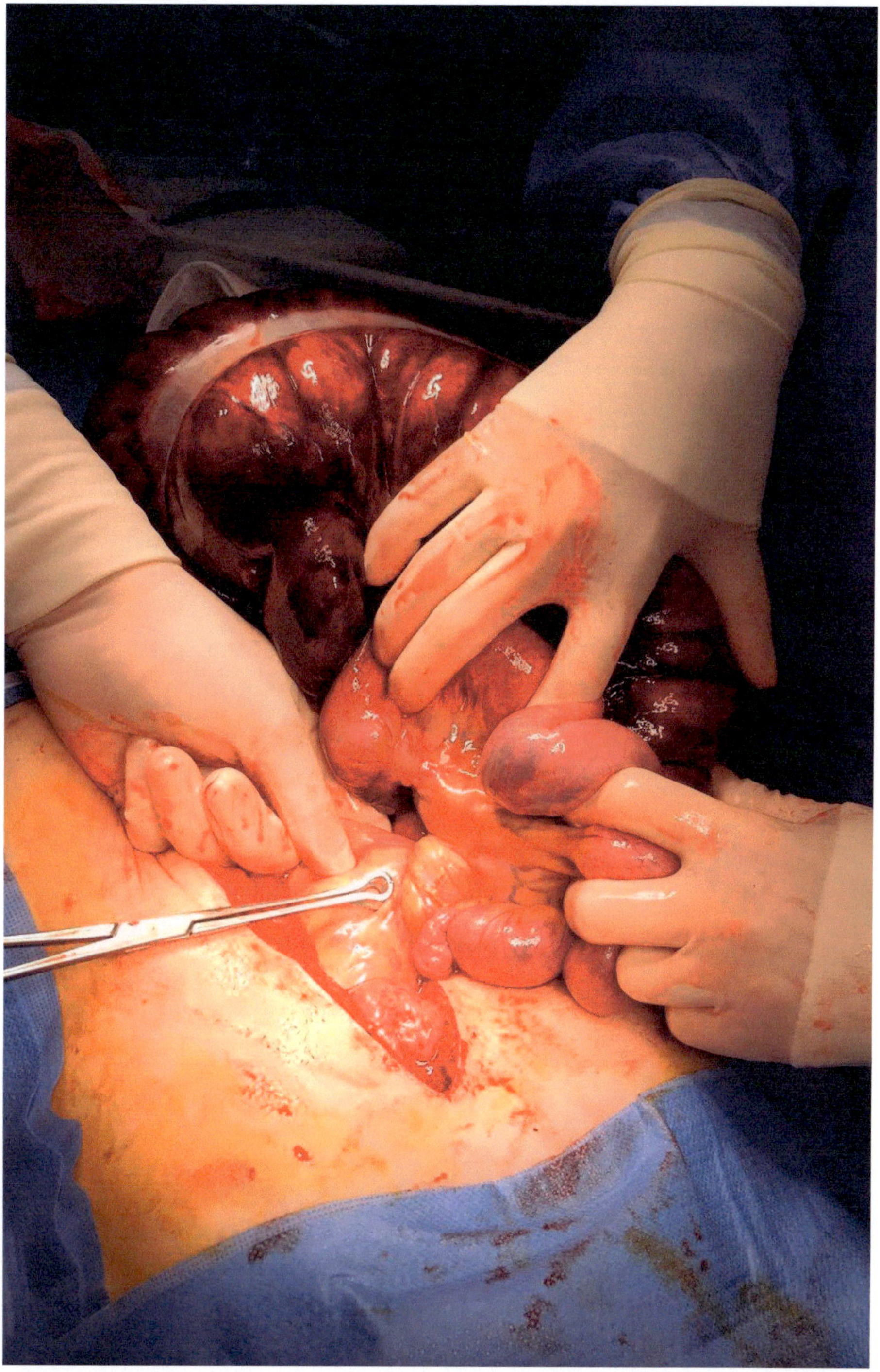

Hemicolectomia derecha.

HEMICOLECTOMÍA IZQUIERDA

INDICACIONES:

Tratamiento quirúrgico, preferentemente, de la neoplasia que asienta en dicha localización. Podemos diferenciar la colectomía descendente de la colectomía ilíaca o sigmoidectomía, de la cual haremos referencia más adelante.

En este caso también volveremos a diferenciar entre el abordaje por laparotomía y el abordaje laparoscópico.

Abordaje por laparotomía:

COBERTURA QUIRÚRGICA:

Set universal (compuesto por una sábana para cuerpo superior, una sábana para cuerpo inferior y dos paños con pegatina para ambos lados).

POSICIÓN QUIRÚRGICA:

- ☐ Decúbito supino.

INSTRUMENTAL:

- ☐ Caja con instrumental para laparotomía.
- ☐ Caja con instrumental para cirugía vascular.
- ☐ Motor para sistema de grapado Signia.

MATERIAL FUNGIBLE / NO FUNGIBLE:

- ☐ Batas estériles.
- ☐ Gasas.
- ☐ Compresas.
- ☐ Guantes estériles.
- ☐ Hoja bisturí número 10.
- ☐ Bisturí eléctrico.

- ☐ Terminal largo para bisturí eléctrico.
- ☐ Ligasure Impact™.
- ☐ Hemostáticos tipo Veriset (si precisa).
- ☐ Aro para protección del campo quirúrgico (el número dependerá de la incisión).
- ☐ Aspirador 22 Fr.
- ☐ Bolsa instrumental.
- ☐ Drenaje aspirativo tipo Redón (si precisa).
- ☐ Cargas Endo GIA 60 mm. y 80 mm.
- ☐ Cubierta estéril para Motor Signia.
- ☐ Agrafes.

SUTURAS:

- ☐ Sutura monofilamento sintético absorbible Glycomer 631™ (ej. Byosin) 3/0 aguja cilíndrica 17 mm.
- ☐ Sutura monofilamento sintético absorbible Glycomer 631™ (ej. Byosin) 4/0 aguja cilíndrica 17 mm.
- ☐ Sutura monofilamento sintético absorbible Glycomer 631™ (ej. Byosin) Loop 1 aguja cilíndrica 40 mm.
- ☐ Sutura monofilamento sintético absorbible Glycomer 631™ (ej. Byosin) 0 aguja cilíndrica 37 mm.
- ☐ Sutura monofilamento sintético no absorbible Polipropileno (ej:Prolene) 0 aguja cilíndrica 26 mm.
- ☐ Sutura multifilamento sintético absorbible Poliglactina 910™ (ej: Vycril) 0 aguja cilíndrica 37 mm.
- ☐ Sutura multifilamento trenzado no absorbible (ej: Seda) 0 aguja triangular 26 mm.
- ☐ Sutura multifilamento sintético absorbible Poliglactina 910™ (ej: Vycril) 3/0 y 4/0 para ligaduras.

APARATAJE:

- ☐ Consola para bisturí eléctrico.
- ☐ Sistema de aspiración.

Técnica quirúrgica (laparotomía):

- Se incide con laparotomía media universal. Protección del campo y abordaje de la cavidad, desplazando el paquete intestinal a la derecha del paciente, separándolo y manteniéndolo con una compresa enrollada en una valva maleable.
- Se incide sobre el peritoneo parietal izquierdo (fascia de Told) desde la fosa iliaca hasta arriba, procediendo a la liberación del ángulo esplénico del colon. Este es un paso importante porque podemos lesionar fácilmente el bazo. Su abordaje será combinado desde la izquierda y desde la derecha, con acceso al colon izquierdo por la transcavidad de los epiplones. En todo caso la disección, se hará con electrobisturí o con Ligasure según el momento. Su liberación permitirá descubrir el paquete gonadal izquierdo e inmediatamente por dentro el uréter izquierdo, que ha de visualizarse en su extensión, y rechazarlo.
- La ligadura de la arteria mesentérica inferior en su base será el siguiente paso, por lo que el cirujano incidirá el meso del colon descendente, la buscará y ligará en dicho nivel con Ligasure o con doble ligadura de material reabsorbible. Previamente, la ligadura de la vena mesentérica inferior, inmediatamente por debajo del páncreas, dará paso a la liberación de la arteria, ya indicada.
- La sección del colon se hará con Endo GIA 80 mm. o Signia con la misma carga, en la localización decidida por el cirujano, y la anastomosis se hará mecánica, L-L con Endo GIA o Signia 60 mm. colosigmoidea o colorrectal si fuera el caso.
- Comprobación de hemostasia y recuento de material, dejando drenaje aspirativo en pelvis mayor.

Abordaje laparoscópico:

COBERTURA QUIRÚRGICA:

Set de cirugía laparoscópica abdominoperineal (compuesto de una sábana trilaminada para laparoscopia con perneras que incorpora dos fenestraciones, una en abdomen y otra zona perineal con bolsas laterales).

POSICIÓN QUIRÚRGICA:

Decúbito supino, con el brazo derecho del paciente extendido y piernas abiertas. El cirujano se colocará entre las piernas del paciente, el ayudante a la derecha y el instrumentista a la derecha del cirujano, colocando la torre a la altura del hombro izquierdo del paciente.

AÑADIR AL MATERIAL E INSTRUMENTAL ANTERIORMENTE DESCRITO:

- ☐ Caja de instrumental para cirugía laparoscópica.
- ☐ Hoja Bisturí número 11.
- ☐ Trócar 5 mm.
- ☐ Trócar 11 mm. (2).
- ☐ Trócar 12 mm.
- ☐ Endo GIA 45 mm vascular curve.
- ☐ Ligasure Maryland™.
- ☐ Aspirador/ Irrigador (opcional).
- ☐ Aspirador para neumoperitoneo.
- ☐ Funda de cámara.
- ☐ Óptica 0º.
- ☐ Cable luz fría.
- ☐ Tijera laparoscópica.
- ☐ Cable monopolar.

APARATAJE:

- ☐ Consola para bisturí eléctrico.
- ☐ Sistema de aspiración.
- ☐ Torre Laparoscopia.

Técnica quirúrgica (laparoscópica):

- Colocar trócar 11 mm. óptico umbilical, 5 mm. en hipocondrio derecho, 12 mm. en fosa iliaca derecha y 5 mm. en fosa iliaca izquierda, así como 11 mm. en hipocondrio izquierdo.
- Comenzamos el proceso por descendente del ángulo esplénico, procediendo a la decolación del parietocólico izquierdo, para liberar el mesocolon de la fascia de Gerota, incluyendo la sección del ligamento coloesplénico.
- Identificamos y ligamos la vena mesentérica inferior por debajo del borde inferior del páncreas, que seccionaremos con Endo GIA vascular de 45 mm. o Ligasure, seguidamente de la disección y ligadura de la arteria mesentérica inferior que se hará con Endo GIA 45 mm. carga vascular o Ligasure.
- Seccionamos la víscera con Endo GIA 60 mm. y realizamos una incisión de Pfannestiel para extraer la pieza.
- Anastomosis mecánica L-L o T-L colocólica según las técnicas anteriormente descritas.

COLECTOMÍA TRANSVERSA

INDICACIONES:

Neoplasias que asientan en dicha localización. Necesidad de conseguir radicalidad en cirugía oncológica gástrica.

Abordaje por laparotomía:

COBERTURA QUIRÚRGICA:

Set universal (compuesto por una sábana para cuerpo superior, una sábana para cuerpo inferior y dos paños con pegatina para ambos lados).

POSICIÓN QUIRÚRGICA:

Decúbito supino.

ANESTESIA:

General según características del paciente.

INSTRUMENTAL:

- ☐ Caja con instrumental para laparotomía.
- ☐ Caja con instrumental para cirugía vascular.
- ☐ Motor para sistema de grapado Signia.

MATERIAL FUNGIBLE / NO FUNGIBLE:

- ☐ Batas estériles.
- ☐ Gasas.
- ☐ Compresas.
- ☐ Guantes estériles.
- ☐ Hoja bisturí número 10.
- ☐ Bisturí eléctrico.
- ☐ Terminal largo para bisturí eléctrico.
- ☐ Ligasure Impact™.

- ☐ Hemostáticos tipo Veriset (si precisa).
- ☐ Aro para protección del campo quirúrgico (el número dependerá de la incisión).
- ☐ Aspirador 22 Fr.
- ☐ Bolsa instrumental.
- ☐ Drenaje aspirativo tipo Redón (si precisa).
- ☐ Cargas Endo GIA 60 mm. y 80 mm.
- ☐ Cubierta estéril para Motor Signia.
- ☐ Agrafes.

SUTURAS:

- ☐ Sutura monofilamento sintético absorbible Glycomer 631™ (ej. Byosin) 3/0 aguja cilíndrica 17 mm.
- ☐ Sutura monofilamento sintético absorbible Glycomer 631™ (ej. Byosin) 4/0 aguja cilíndrica 17 mm.
- ☐ Sutura monofilamento sintético absorbible Glycomer 631™ (ej. Byosin) Loop 1 aguja cilíndrica 40 mm.
- ☐ Sutura monofilamento sintético absorbible Glycomer 631™ (ej. Byosin) 0 aguja cilíndrica 37 mm.
- ☐ Sutura monofilamento sintético no absorbible Polipropileno (ej:Prolene) 0 aguja cilíndrica 26 mm.
- ☐ Sutura multifilamento sintético absorbible Poliglactina 910™ (ej: Vycril) 0 cilíndrica 37 mm.
- ☐ Sutura multifilamento trenzado no absorbible (ej: Seda) 0 aguja triangular 26 mm.
- ☐ Sutura multifilamento sintético absorbible Poliglactina 910™ (ej: Vycril) 3/0 y 4/0 para ligadura.

APARATAJE:

- ☐ Consola para bisturí eléctrico.
- ☐ Sistema de aspiración.

TÉCNICA QUIRÚRGICA (LAPAROTOMÍA):

- Tras ejecutar la incisión, realizaremos la apertura de la transcavidad de los epiplones para acceder al meso del colon transverso. Dicha apertura se hará con electrobisturí o Ligasure, lo que dará lugar a la apertura de la misma, la progresión hacia el ángulo esplénico del colon que se liberará por dicho abordaje, así como la progresión hacia el ángulo hepático, que deberá también ser liberado normalmente.
- Después, la ligadura de la cólica media en su base con Ligasure o ligaduras, que permitirá la disección y sección progresiva del colon transverso elegido hasta extirpar la lesión.
- La anastomosis se hará L-L mecánica, previa sección de los dos cabos con Endo GIA o Signia 80 mm., realizada con el mismo material con cargas de 60 mm.
- Comprobación de hemostasia y cierre bajo drenaje.

Abordaje laparoscópico:

COBERTURA QUIRÚRGICA:

Set de cirugía laparoscópica (compuesto de una sábana trilaminada para laparoscopia que incorpora una fenestración con bolsas laterales).

POSICIÓN QUIRÚRGICA:

Posición de LLoyd Davies, con el cirujano colocado entre las piernas del paciente, el ayudante a su izquierda y el instrumentista a la derecha.

ANESTESIA:

General según características del paciente.

AÑADIR AL MATERIAL E INSTRUMENTAL ANTERIORMENTE DESCRITO:

- ☐ Caja de instrumental para cirugía de laparoscópica.
- ☐ Hoja bisturí número 11.

- ☐ Trócar 5 mm.
- ☐ Trócar 11 mm. x 2
- ☐ Trócar 12 mm.
- ☐ Ligasure Maryland™.
- ☐ Aspirador/ Irrigador (opcional).
- ☐ Aspirador para neumoperitoneo.
- ☐ Funda de cámara.
- ☐ Óptica 0º.
- ☐ Cable luz Fría.
- ☐ Tijera laparoscópica.
- ☐ Cable monopolar.

APARATAJE:

- ☐ Consola para bisturí eléctrico.
- ☐ Sistema de aspiración.
- ☐ Torre laparoscopia.

TÉCNICA QUIRÚRGICA (LAPAROSCÓPICA):

- Una vez colocado el paciente en posición y la torre laparoscópica en la cabecera, iniciaremos el procedimiento por la colocación del trócar umbilical 11 mm. óptico, seguido de un 12 mm. en flanco izquierdo, 5 mm. en flanco derecho y 5 mm. en el flanco izquierdo por debajo del anterior.
- El primer gesto obliga a la apertura de la transcavidad de los epiplones y el decolamiento progresivo hasta la liberación del ángulo hepático del colon, que se hará con Ligasure.
- Sección del mesocolon y liberación hacia la izquierda, buscando el ángulo de Treitz. Liberado el colon, se procede a laparotomía media para la resección de pieza y confección de anastomosis colocólica según la técnica habitual (L-L) o manual terminoterminal.

SIGMOIDECTOMÍA

INDICACIONES:

Tratamiento de la enfermedad neoplásica que asienta en dicha localización. Tratamiento de la diverticulitis de repetición que provoca estenosis sigmoidea. Ocasionalmente y por una razón de urgencias, es el primer paso de la Operación de Hartman (sigmoidectomía sin reconstrucción del tránsito inmediato y colostomía terminal temporal).

Abordaje por laparotomía:

COBERTURA QUIRÚRGICA:

Set universal (compuesto por una sábana para cuerpo superior, una sábana para cuerpo inferior y dos paños con pegatina para ambos lados).

POSICIÓN QUIRÚRGICA:

Lloyd Davies.

ANESTESIA:

General según características del paciente.

INSTRUMENTAL:

- ☐ Caja con instrumental para laparotomía.
- ☐ Caja con instrumental para cirugía vascular.
- ☐ Motor para sistema de grapado Signia.

MATERIAL FUNGIBLE / NO FUNGIBLE:

- ☐ Batas estériles.
- ☐ Gasas.
- ☐ Compresas.

- ☐ Guantes estériles.
- ☐ Hoja bisturí número 10.
- ☐ Bisturí eléctrico.
- ☐ Terminal largo para bisturí eléctrico.
- ☐ Ligasure Impact™.
- ☐ Hemostáticos tipo Veriset (si precisa).
- ☐ Aro para protección del campo quirúrgico (el número dependerá de la incisión).
- ☐ Aspirador 22 Fr.
- ☐ Bolsa instrumental.
- ☐ Drenaje aspirativo tipo Redón (si precisa).
- ☐ Bolsa colectora de líquido drenado.
- ☐ Cargas Endo GIA 60 mm. y 80 mm.
- ☐ Cubierta estéril para Motor Signia.
- ☐ Grapadora circular EEA Premium ™ 28 o 31 mm.
- ☐ Gradadora quirúrgica Pursting ™ 45 o 65 mm.
- ☐ Agrafes.

SUTURAS:

- ☐ Sutura monofilamento sintético absorbible Glycomer 631™ (ej. Byosin) aguja cilíndrica 17 mm.
- ☐ Sutura monofilamento sintético absorbible Glycomer 631™ (ej. Byosin) 4/0 aguja cilíndrica 17 mm.
- ☐ Sutura monofilamento sintético absorbible Glycomer 631™ (ej. Byosin) Loop 1 aguja cilíndrica 40 mm.
- ☐ Sutura monofilamento sintético absorbible Glycomer 631™ (ej. Byosin) 0 aguja cilíndrica 37 mm.
- ☐ Sutura monofilamento sintético no absorbible Polipropileno (ej:Prolene) 0 aguja cilíndrica 26 mm.
- ☐ Sutura multifilamento sintético absorbible Poliglactina 910™ (ej: Vycril) 0 aguja cilíndrica 37 mm.

- ☐ Sutura multifilamento trenzado no absorbible (ej: Seda) 0 aguja triangular 26 mm.
- ☐ Sutura multifilamento sintético absorbible Poliglactina 910™ (ej: Vycril) 3/0 y 4/0 para ligadura.

APARATAJE:

- ☐ Consola para bisturí eléctrico.
- ☐ Sistema de aspiración.

TÉCNICA QUIRÚRGICA (LAPAROTOMÍA)

- Posición y acceso similar a las anteriores. Evisceración del paquete a la derecha del paciente y comprobación de resecabilidad.
- Se incide la fascia de Told y se libera el sigma de sus adherencias al peritoneo parietal izquierdo. Identificar uréter y vasos gonadales para liberar hacia arriba el colon izquierdo, incluyendo en ocasiones la liberación del ángulo esplénico, como se describió en la colectomía izquierda.
- Disección en paralelo de la fascia de Told hacia abajo, y por fuera del colon izquierdo, descubriendo el paquete ilíaco izquierdo y el recto superior.
- Ligadura de arteria y vena sigmoidea (en su tronco) con Ligasure o ligaduras. Sección del meso y del sigma con Endo GIA o Signia 80 mm. carga beige.
- Anastomosis L-L colorrectal o bien T-T utilizando grabadora circular EEA premium 31 mm. por vía endoanal para confección de la anastomosis T-T.
- Comprobación de hemostasia y lavados, dejando drenaje en cavidad.

Abordaje laparocópico

Cobertura Quirúrgica:

Set de cirugía laparoscópica abdominoperineal (compuesto de una sábana trilaminada para laparoscopia con perneras que incorpora dos fenestraciones, una en abdomen y otra zona perineal con bolsas laterales).

Posición quirúrgica:

Posición de Lloyd Davies, lateralizado hacia la derecha unos 30° y con posición de Trendelemburg, el cirujano se coloca a la derecha del paciente, su ayudante a la izquierda del cirujano y el instrumentista a la derecha del cirujano.

Anestesia:

General, según características del paciente.

Añadir al material e instrumental anteriormente descrito:

- ☐ Caja de instrumental para cirugía laparoscópica.
- ☐ Hoja bisturí número 11.
- ☐ Trócar 5 mm.
- ☐ Trócar 11 mm. x 2
- ☐ Trócar 12 mm.
- ☐ Endo GIA 45 mm vascular curve.
- ☐ Ligasure Maryland™.
- ☐ Aspirador/ Irrigador (opcional).
- ☐ Aspirador para neumoperitoneo.
- ☐ Funda de cámara.
- ☐ Óptica 0°.
- ☐ Cable luz Fría.
- ☐ Tijera laparoscópica.
- ☐ Cable monopolar.

APARATAJE:

- ☐ Consola para bisturí eléctrico.
- ☐ Sistema de aspiración.
- ☐ Torre laparoscopia.

TÉCNICA QUIRÚRGICA (LAPAROSCÓPICA):

- Colocación de trócar 11 mm. umbilical para cámara, neumoperitoneo 12 mm. en fosa iliaca derecha, 5 mm. en hipocondrio derecho, siguiendo con un 11 mm. en hipocondrio izquierdo y, en caso de que proceda, podemos colocar un 5 mm. en fosa iliaca izquierda.
- Mediante abordaje medial, tensar el sigmoides y visualizar la línea de tensión que produce la arteria mesentérica inferior por encima del promontorio sacro.
- La incisión del mesosigmoides permitirá la ligadura del mismo con Endo GIA 45 mm. carga vascular y la progresión e identificación del uréter izquierdo que debe preservarse.
- La sección hacia arriba del mesocolon permitirá ligar la vena mesentérica inferior con Endo GIA 45 mm. o Ligasure. Se procederá, tras la liberación del parietocólico izquierdo, donde puede incluirse también la liberación el ángulo hepático, a la sección del colon con Endo GIA 60 mm. Pfannestiel para extracción de pieza y confección de anastomosis T-T colorrectal con grapadora circular EEA premium 31 mm.

OPERACIÓN DE HARTMANN

INDICACIONES:

Tratamiento de los procesos sobre el sigmoide, ya sean malignos o benignos, que contraindican una anastomosis primaria.

COBERTURA QUIRÚRGICA:

Set universal (compuesto por una sábana para cuerpo superior, una sábana para cuerpo inferior y dos paños con pegatina para ambos lados).

POSICIÓN QUIRÚRGICA:

Decúbito supino.

ANESTESIA:

General según características del paciente.

INSTRUMENTAL:

- ☐ Caja con instrumental para laparotomía.
- ☐ Caja con instrumental para cirugía vascular.
- ☐ Motor para sistema de grapado Signia.

MATERIAL FUNGIBLE / NO FUNGIBLE:

- ☐ Batas estériles.
- ☐ Gasas.
- ☐ Compresas.
- ☐ Guantes estériles.
- ☐ Hoja bisturí número 10.
- ☐ Bisturí eléctrico.
- ☐ Terminal largo para bisturí eléctrico.
- ☐ Ligasure Impact™.
- ☐ Hemostáticos tipo Veriset (si precisa).

- ☐ Aro para protección del campo quirúrgico (el número dependerá de la incisión).
- ☐ Aspirador 22 Fr.
- ☐ Bolsa instrumental.
- ☐ Drenaje aspirativo tipo Redón (si precisa).
- ☐ Aro para bolsa de colostomía.
- ☐ Bolsa recolectora.
- ☐ Cargas Endo GIA 60 mm. y 80 mm.
- ☐ Cubierta estéril para Motor Signia.
- ☐ Agrafes.

SUTURAS:

- ☐ Sutura monofilamento sintético absorbible Glycomer 631™ (ej. Byosin) 3/0 aguja cilíndrica 17 mm.
- ☐ Sutura monofilamento sintético absorbible Glycomer 631™ (ej. Byosin) Loop 1 aguja cilíndrica 40 mm.
- ☐ Sutura monofilamento sintético absorbible Glycomer 631™ (ej. Byosin) 0 aguja cilíndrica 37 mm.
- ☐ Sutura monofilamento sintético no absorbible Polipropileno (ej:Prolene) 0 aguja cilíndrica 26 mm.
- ☐ Sutura multifilamento sintético absorbible Poliglactina 910™ (ej: Vycril) 0 aguja cilíndrica 37 mm.
- ☐ Sutura multifilamento sintético absorbible Poliglactina 910™ (ej: Vycril) 3/0 aguja cilíndrica 26 mm.
- ☐ Sutura multifilamento trenzado no absorbible (ej: Seda) 0 aguja triangular 26 mm.
- ☐ Sutura multifilamento sintético absorbible Poliglactina 910™ (ej: Vycril) 3/0 y 4/0 para ligaduras.

APARATAJE:

- ☐ Consola para bisturí eléctrico.
- ☐ Sistema de aspiración.

Técnica quirúrgica:

- Es similar a la anterior, pero no realizando la anastomosis prevista, sino que en su lugar se confecciona una colostomía exteriorizada en fosa iliaca izquierda (FII) y terminal, con cierre del muñón distal.
- La continuidad se realizará en un segundo tiempo, lo que realmente constituye una segunda operación, la cual en su conjunto es la denominada: Operación de Hartmann como tal.
- La confección de la colostomía, previo marcaje en piel del sitio donde abocará, se hará con la incisión circunferencial de la piel, extrayendo una pastilla de piel y progresando hasta la fascia de los rectos anteriores, la cual se incide en forma de cruz, y se dislacera el músculo recto anterior con tijera hasta incidir el peritoneo, que se abre.
- Exteriorizar el segmento intestinal proximal por dicho túnel parietal y fijarlo a la pared, con una sutura mucocutánea de sutura multifilamento absorbible trenzada 3/0 en corona.
- Dejar un drenaje en la cavidad y cerrar de forma habitual.

CIRUGÍA RECTAL

RESECCIÓN ANTERIOR DE RECTO (OPERACIÓN DE DIXON)

INDICACIONES:

Tratamiento de neoplasias o procesos que afectan al recto superior (porción intraperitoneal con posibilidad de extensión a la porción extraperitoneal).

COBERTURA QUIRÚRGICA:

Set de cirugía abdominoperineal (compuesto por una sábana trilaminada para laparoscopia con perneras que incorpora dos fenestraciones, una en abdomen y otra zona perineal con bolsas laterales).

POSICIÓN QUIRÚRGICA:

Posición de Lloyd Davies.

ANESTESIA:

General según características del paciente.

INSTRUMENTAL:

- ☐ Caja con instrumental para laparotomía.
- ☐ Caja con instrumental para cirugía vascular.
- ☐ Motor para sistema de grapado Signia.

MATERIAL FUNGIBLE / NO FUNGIBLE:

- ☐ Batas estériles.
- ☐ Gasas.
- ☐ Compresas.
- ☐ Guantes estériles.
- ☐ Hoja bisturí número 10.
- ☐ Bisturí eléctrico.
- ☐ Terminal largo para bisturí eléctrico.

- ☐ Ligasure Impact™.
- ☐ Hemostáticos tipo Veriset (si precisa).
- ☐ Jeringa 50 cc. con cono cateter alimentación.
- ☐ Sonda Foley nº 20 o 22 para lavados.
- ☐ Jeringa 10 cc.
- ☐ Lubricante.
- ☐ Aro para protección del campo quirúrgico (el número dependerá de la incisión).
- ☐ Aspirador 22 Fr.
- ☐ Bolsa instrumental.
- ☐ Drenaje aspirativo tipo Redón (si precisara).
- ☐ Grapadora lineal articulara TA.
- ☐ Grapadora Roticulator.
- ☐ Grapadora circular EEA Premium ™ 28/31 mm.
- ☐ Grapadora quirúrgica Pursting ™ 45/65 mm.
- ☐ Cargas Endo GIA 60 mm. y 80 mm.
- ☐ Cubierta estéril para motor Signia.
- ☐ Agrafes.

SUTURAS:

- ☐ Sutura monofilamento sintético absorbible Glycomer 631™ (ej. Byosin) 3/0 aguja cilíndrica 17 mm.
- ☐ Sutura monofilamento sintético absorbible Glycomer 631™ (ej. Byosin) Loop 1 aguja cilíndrica 40 mm.
- ☐ Sutura monofilamento sintético absorbible Glycomer 631™ (ej. Byosin) 0 aguja cilíndrica 37 mm.
- ☐ Sutura monofilamento sintético no absorbible Polipropileno (ej:Prolene) 0 aguja cilíndrica 26 mm.
- ☐ Sutura multifilamento sintético absorbible Poliglactina 910™ (ej: Vycril) 0 aguja cilíndrica 37 mm.
- ☐ Sutura multifilamento sintético absorbible Poliglactina 910™ (ej: Vycril) 3/0 aguja cilíndrica 26 mm.
- ☐ Sutura multifilamento trenzado no absorbible (ej: Seda) 0 aguja triangular 26 mm.

- ☐ Sutura multifilamento sintético absorbible Poliglactina 910™ (ej: Vycril) 3/0 y 4/0 para ligadura.

Aparataje:

- ☐ Consola para bisturí eléctrico.
- ☐ Sistema de aspiración.

Técnica quirúrgica:

- Incisión de laparotomía media infraumbilical. Protección del campo y evisceración del contenido intestinal hacia la derecha y hacia el hombro derecho del paciente.
- Comprobación del proceso y evaluación de la resecabilidad.
- Al igual que sucede con la sigmoidectomía empezamos con la incisión de la fascia de Told izquierda hacia abajo, descubriendo el uréter izquierdo y los vasos gonadales, los cuales deben respetarse. Proseguimos su resección hacia abajo, incidiendo la reflexión peritoneal que existe en la pelvis, para descubrir la porción de recto y la cara anterior del recto en dicha localización.
- Disección y ligadura de la vena mesentérica inferior por debajo del páncreas, de la arteria mesentérica inferior en su raíz y progresión de la disección por la cara lateral del recto hasta sobrepasar la tumoración.
- La disección de la cara anterior del recto se hace por debajo de la fascia de Denonvilliers o fascia prostatoperitoneal en el caso del varón y tabique rectovaginal en el caso de la mujer. Evidenciando en su disección y progresión hacia abajo la presencia de las vesículas seminales, la vejiga, el trígono ureteral y la próstata en el caso del varón, así como el cérvix uterino y fondo de saco vaginal en el caso de la mujer.

- La disección de la cara posterior del recto y la sección del mismo se hará con Ligasure hasta la zona prevista de sección, por debajo de la tumoración y siempre en un plano avascular que permita preservar el plexo sacro.
- Sección proximal con Endo GIA 80 mm. o Signia y sección distal igual, pudiendo necesitar la grapadora TA o bien la Roticulator, como consecuencia de la especial angulación y estrechez de la pelvis en dicho nivel.
- Extracción de la pieza y confección de la anastomosis, que será T-T circular, mecánica con grapadora EEA Premium 31 mm., para lo cual el yunque o vástago se insertará en el cabo proximal, se anudará y fijará con Pursting o bien con Byosin 3/0.
- La introducción de la endograpadora por vía endoanal, permitirá la confección de la misma, mediante la introducción de la pieza anterior en el cabezal a tal fin. Disparo de la misma y comprobación de la estanqueidad introduciendo aire por vía endoanal con jeringa de 50 y rellenando la pelvis con suero. La salida de burbujas demostrará un cierre incorrecto, precisando una revisión y cierre manual o bien la confección de una nueva anastomosis.
- Cierre bajo drenaje en pelvis y posible confección de ileostomía de protección.

El abordaje laparoscópico es similar al descrito en el capítulo de la sigmoidectomía.

AMPUTACIÓN ABDOMINOPERINEAL (OPERACIÓN DE MILES)

INDICACIONES:

Tratamiento quirúrgico de neoplasias de recto inferior. Dicha localización obliga a la resección del aparato esfinteriano para conseguir bordes oncológicos y libres de enfermedad.

COBERTURA QUIRÚRGICA:

Set de cirugía abdominoperineal (compuesto de una sábana trilaminada para laparoscopia con perneras que incorpora dos fenestraciones, una en abdomen y otra zona perineal con bolsas laterales).

POSICIÓN QUIRÚRGICA:

Posición de Lloyd Davies.

ANESTESIA:

General según características del paciente.

INSTRUMENTAL:

- ☐ Caja con instrumental para laparotomía.
- ☐ Caja con instrumental para cirugía vascular.
- ☐ Motor para sistema de grapado Signia.

MATERIAL FUNGIBLE / NO FUNGIBLE:

- ☐ Batas estériles.
- ☐ Gasas.
- ☐ Compresas.
- ☐ Guantes estériles.
- ☐ Hoja bisturí número 10.
- ☐ Bisturí eléctrico.
- ☐ Terminal largo para bisturí eléctrico.

- ☐ Prolongador de terminal de bisturí eléctrico.
- ☐ Ligasure Impact™.
- ☐ Endo GIA 60 mm y 80mm.
- ☐ Hemostáticos tipo Veriset (si precisa).
- ☐ Jeringa 50 cc. con cono cateter alimentación.
- ☐ Sonda Foley nº 20 o 22 para lavados.
- ☐ Jeringa 10 cc.
- ☐ Lubricante.
- ☐ Aro para protección del campo quirúrgico (el número dependerá de la incisión).
- ☐ Aspirador 22 Fr.
- ☐ Bolsa instrumental.
- ☐ Drenaje aspirativo tipo Redón .
- ☐ Aro para bolsa de colostomía.
- ☐ Bolsa para recolección de contenido.
- ☐ Cargas Endo GIA 60 mm.
- ☐ Cubierta estéril para Motor Signia.
- ☐ Agrafes.

SUTURAS:

- ☐ Sutura monofilamento sintético absorbible Glycomer 631™ (ej. Byosin) 3/0 aguja cilíndrica 17 mm.
- ☐ Sutura monofilamento sintético absorbible Glycomer 631™ (ej. Byosin) Loop 1 aguja cilíndrica 40 mm.
- ☐ Sutura monofilamento sintético absorbible Glycomer 631™ (ej. Byosin) 0 aguja cilíndrica 37 mm.
- ☐ Sutura monofilamento sintético no absorbible Polipropileno (ej:Prolene) 0 aguja cilíndrica 37 mm.
- ☐ Sutura multifilamento sintético absorbible Poliglactina 910™ (ej: Vycril) 0 aguja cilíndrica 37 mm.
- ☐ Sutura multifilamento sintético absorbible Poliglactina 910™ (ej: Vycril) 3/0 aguja cilíndrica 26 mm.
- ☐ Sutura multifilamento trenzado no absorbible (ej: Seda) 0 aguja triangular 26 mm.

- ☐ Sutura multifilamento sintético absorbible Poliglactina 910™ (ej: Vycril) 3/0 para ligadura.

Aparataje:

- ☐ Consola para bisturí eléctrico.
- ☐ Sistema de aspiración.

Técnica quirúrgica:

Preparar dos campos quirúrgicos para los dos tiempos, uno abdominal y otro perineal.

Tiempo abdominal:

- Al igual que la resección anterior del recto, prosiguiendo la disección hacia abajo hasta el plano del suelo de la pelvis (elevadores del ano).
- Confección de la colostomía terminal que, previamente se ha marcado en la piel. Es una técnica similar a la descrita anteriormente. Peritonización de la pelvis, que se hace suturando el peritoneo pélvico previamente incidido, con sutura multifilamento absorbible trenzada 2/0 en sutura continua y, ocasionalmente, dejando una malla. La función es evitar la evisceración peritoneal del contenido abdominal.

Tiempo perineal:

- Previo cierre del ano con sutura continua, incidimos en foma de huso y disecamos el tubo anal y rectal hasta encontrar el plano anterior, de tal manera que se solidariza la cavidad abdominal con la piel perineal.
- Cierre en dos planos bajo drenaje aspirativo. Cierre por planos de cavidad abdominal.

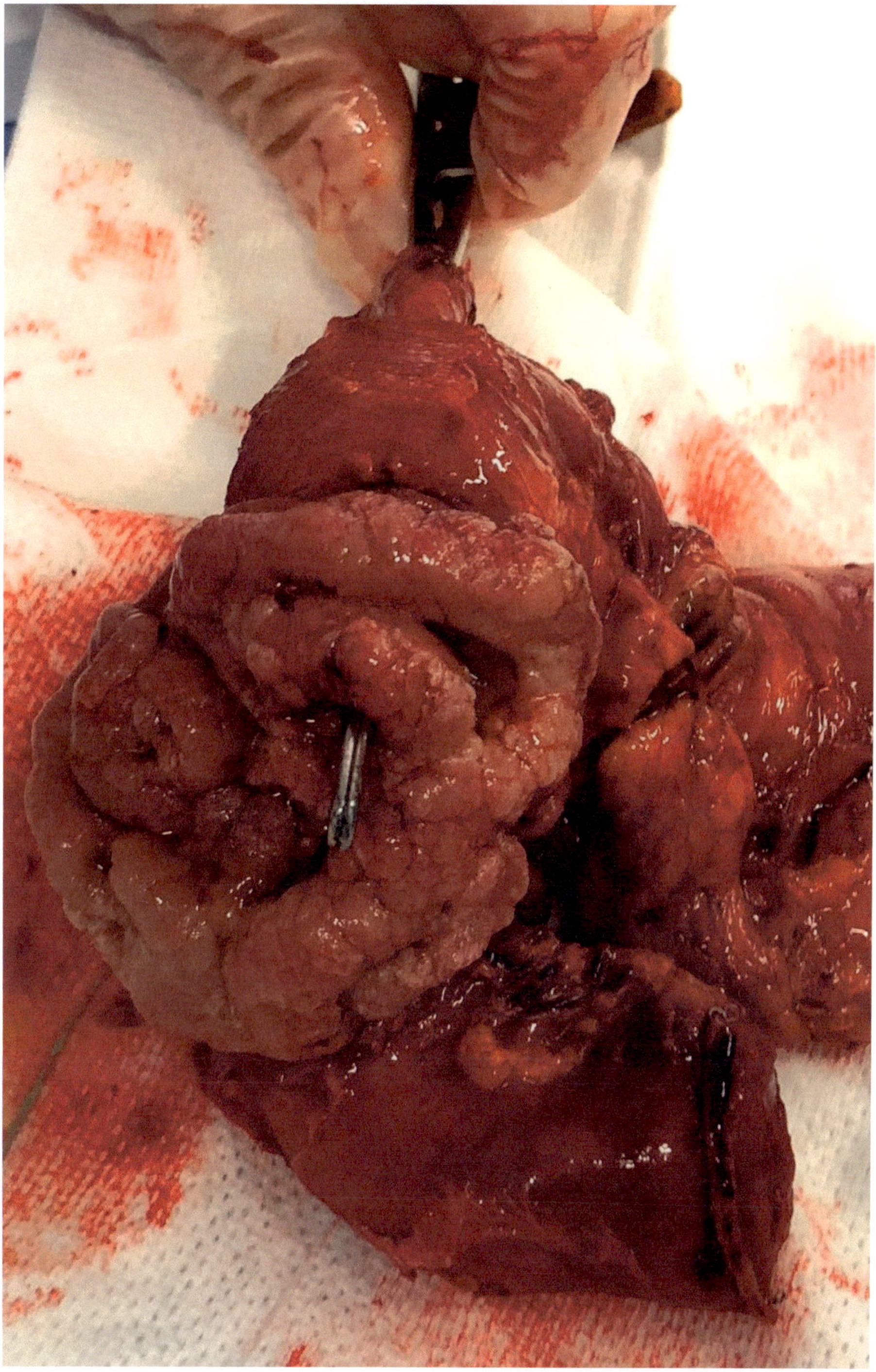

Resección intestinal.

HEMORROIDECTOMÍA

INDICACIONES:

Tratamiento quirúrgico de la enfermedad hemorroidal.

Las hemorroides son dilataciones varicosas del plexo hemorroidal, generalmente en número de 3 pero pueden ser hasta 4.

Si estuvieran recubiertas de piel parcialmente son hemorroides externas, pero si el recubrimiento fuera íntegramente de mucosa son hemorroides internas. Éstas últimas son las que tienen indicación quirúrgica en los grados III y IV (prolapso y reducción espontánea o prolapso sin reducción). Las externas sólo se intervendrán en caso de complicación de las mismas (trombosis).

COBERTURA QUIRÚRGICA:

Set universal (compuesto por una sábana para cuerpo superior, una sábana para cuerpo inferior y dos paños con pegatina para ambos lados).

POSICIÓN QUIRÚRGICA:

Posición de LLoyd Davies.

ANESTESIA:

Anestesia raquídea o anestesia en silla de montar.

INSTRUMENTAL:

Caja con instrumental para proctología.

MATERIAL FUNGIBLE / NO FUNGIBLE:

- ☐ Gasas
- ☐ Compresas.
- ☐ Batas.
- ☐ Guantes estériles.
- ☐ Lubricante.

- ☐ Bisturí eléctrico .
- ☐ Ligasure Precise™ (opcional).
- ☐ Espongostan® anal.

SUTURAS:

Sutura multifilamento sintético absorbible Poliglactina 910™ (ej: Vycril) 2/0 aguja cilíndrica 37 mm.

APARATAJE:

Consola para bisturí eléctrico.

TÉCNICA QUIRÚRGICA:

Con pinzas de Kelly se tira del borde mucocutáneo para exposición de los paquetes hemorroidales internos. Sujetar con pinza de Allis y proceder a su disección con electrobisturí o con Ligasure Precise hasta su base, la cual puede ser ligada y seccionada con un punto transfixiante de Vycril o ligada y seccionada mediante el Ligasure Precise. Normalmente, se finaliza el procedimiento dejando un apósito hemostático en el canal anal, tipo espongostán.

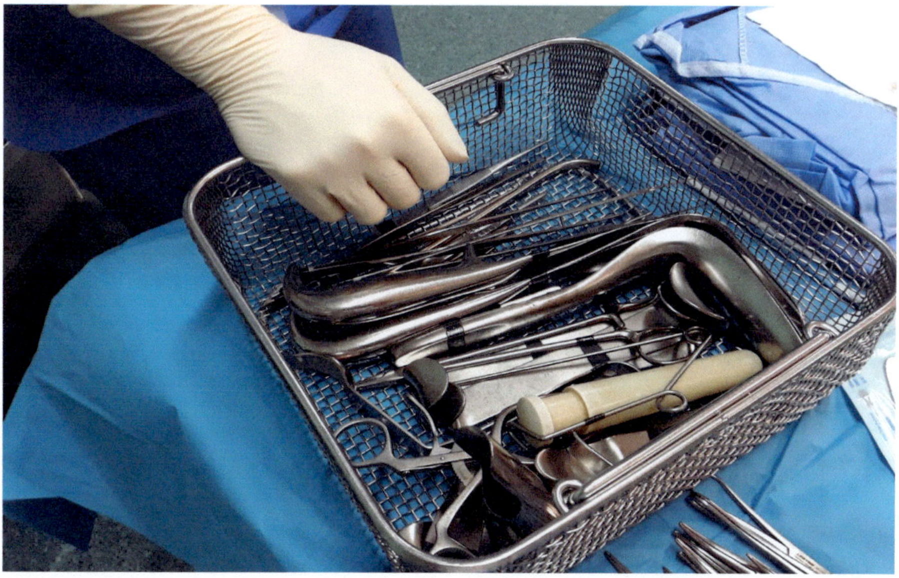

Caja con material para proctología.

FISURA ANAL Y SINUS PILONIDAL

FISURA ANAL

Indicaciones:

Intervención de la misma por su resistencia al tratamiento médico.

Cobertura Quirúrgica:

Set universal (compuesto por una sábana para cuerpo superior, una sábana para cuerpo inferior y dos paños con pegatina para ambos lados).

Posición Quirúrgica:

Posición de LLoyd Davies.

Anestesia:

Anestesia raquídea o anestesia en silla de montar.

Instrumental:

Caja con instrumental para proctología.

Material fungible / no fungible:

- ☐ Hoja bisturí número 10.
- ☐ Gasas
- ☐ Compresas.
- ☐ Batas.
- ☐ Guantes estériles.
- ☐ Lubricante.
- ☐ Bisturí eléctrico.

Aparataje:

- ☐ Consola para bisturí eléctrico.

TÉCNICA QUIRÚRGICA:

- Colocado el campo quirúrgico, se procede a la inspección y tacto rectal para comprobar la patología que se va a tratar.
- Introducir el separador endoanal para tensionar el complejo esfinteriano y, palpando la cuerda tensa que se mantiene y que es el esfínter anal interno, se procede a la incisión en el lado izquierdo del ano (a las 3 horarias) con bisturí eléctrico o frío.
- Disecar las fibras del esfínter interno, introduciendo un disector o pinza de Kryle de tal manera que se expondrá a tráves de la incisión dicho esfínter, de color blanco nacarado, que se incidirá transversalmente con bisturí eléctrico.
- Comprobación de hemostasia.

FÍSTULA PERIANAL

INDICACIONES:

Tratamiento de la supuración crónica perianal, consecuencia de un absceso perineal, originado a nivel de la línea dentada (zona de transición entre el epitelio mucoso y el escamoso del ano).

El trayecto permanente o túnel que se forma, es lo que denominamos fístula perianal.

COBERTURA QUIRÚRGICA:

Set universal (compuesto por una sábana para cuerpo superior, una sábana para cuerpo inferior y dos paños con pegatina para ambos lados).

POSICIÓN QUIRÚRGICA:

Posición de LLoyd Davies.

ANESTESIA:

Anestesia raquídea o anestesia en silla de montar.

INSTRUMENTAL:

Caja con instrumental para proctología.

MATERIAL FUNGIBLE / NO FUNGIBLE:

- ☐ Hoja bisturí número 10.
- ☐ Batas.
- ☐ Jeringa 10 cc.
- ☐ Agujas 21 G.
- ☐ Gasas
- ☐ Compresas.
- ☐ Guantes estériles.
- ☐ Bisturí eléctrico.
- ☐ Lubricante.

- ☐ Agua oxigenada.
- ☐ Catéter endovenoso 14 Fr.
- ☐ Cintas Vasculares Vessel Loop (opcional)

APARATAJE:

- ☐ Consola para bisturí eléctrico.

TÉCNICA QUIRÚRGICA:

Describiremos el procedimiento estándar. Procederemos a introducir un separador endoanal, a continuación el trayecto cutáneo puede ser palpado o bien localizado el orificio externo, que se canalizará con catéter endovenoso y por donde se inyectará agua oxigenada para localizar el orificio fistuloso interno. Si es así, se procederá a su canalización con un estilete, y mediante electrobisturí se procederá a la fistulectomía (extirpación del trayecto en bloque) o fistulotomía (puesta a plano del mismo) según indicaciones del cirujano.

SINUS PILONIDAL

INDICACIONES:

Tratamiento de la supuración crónica sacrocoxígea, motivada por un quiste pilonidal, que asienta con frecuencia en dicha localización.

COBERTURA QUIRÚRGICA:

Set universal (compuesto por una sábana para cuerpo superior, una sábana para cuerpo inferior y dos paños con pegatina para ambos lados).

POSICIÓN QUIRÚRGICA:

Decúbito Prono.

ANESTESIA:

Anestesia local infiltrada (Mepivacaína 2% o Lidocaína 2%).

INSTRUMENTAL:

Caja con instrumental para cirugía menor.

MATERIAL FUNGIBLE / NO FUNGIBLE:

- ☐ Hoja bisturí número 10.
- ☐ Batas.
- ☐ Jeringa 10 cc.
- ☐ Agujas 30 G, 25 G y 21 G.
- ☐ Gasas
- ☐ Compresas
- ☐ Guantes estériles.
- ☐ Bisturí eléctrico.
- ☐ Aspirador 18 Fr (opcional).
- ☐ Linitul®.
- ☐ Pomada antibiótica.

SUTURAS:

- ☐ Sutura multifilamento sintético absorbible Poliglactina 910™ (ej: Vycril) 2/0 aguja cilíndrica 37 mm.

APARATAJE:

- ☐ Consola para bisturí eléctrico.
- ☐ Sistema aspiración.

TÉCNICA QUIRÚRGICA:

- Incisión en huso de la zona afectada con electrobisturí para extirpación en bloque de los orificios fistulosos y del quiste originario del proceso.
- Podrá cerrarse por primera intención mediante puntos de aproximación de Vycril 2/0 o bien podrá dejarse abierto, para cierre por segunda intención, dejando pomada antibiótica en su lecho o Linitul®, siempre según preferencia del cirujano.

MISCELÁNEA

CIRUGÍA DE TUMORES Y ANEJOS CUTÁNEOS

INDICACIONES:

Extirpación de tumoraciones cutáneas o del tejido celular subcutáneo (benignas o malignas) para su estudio histopatológico posterior, como por ejemplo quistes sebáceos o lipomas.

COBERTURA QUIRÚRGICA:

- ☐ Paño estéril para cubrir la mesa.
- ☐ Paño fenestrado para el campo quirúrgico.

POSICIÓN QUIRÚRGICA:

Dependerá de la localización del tumor o anejo.

ANESTESIA:

Anestesia local infiltrada (Mepivacaína 2% o Lidocaína 2%).

INSTRUMENTAL:

Caja con instrumental para cirugía menor.

MATERIAL FUNGIBLE / NO FUNGIBLE:

- ☐ Hoja bisturí número 15.
- ☐ Jeringa 10 cc.
- ☐ Agujas 30 G, 25 G y 21 G.
- ☐ Gasas
- ☐ Compresas
- ☐ Guantes estériles.
- ☐ Bisturí eléctrico (opcional).

SUTURAS:

- ☐ Sutura monofilamento sintético absorbible Glycomer 631™ (ej. Byosin) o Sutura multifilamento trenzado no absorbible (ej: Seda) 3/0 aguja triangular para piel.

- ☐ Sutura multifilamento sintético absorbible Poliglactina 910™ (ej: Vycril) 2/0 o 3/0 aguja cilíndrica para tejido subcutáneo.

APARATAJE:

- ☐ Consola para bisturí eléctrico.

TÉCNICA QUIRÚRGICA:

- Asepsia del campo y delimitación del mismo con paños estériles.
- Infiltrar el campo con anestésico local. Lo haremos con aguja inyectable 30 G y jeringa de 10 cc. como estándar. Procedemos a la infiltración en rombo, dejando la lesión en el centro.
- Incisión de la piel y tejido celular subcutáneo con bisturí frío.
- Posteriormente se diseca con mosquito o tijera dos solapas cutáneas para exponer la tumoración, que se prenderá con un mosquito de un extremo para su disección y extirpación.
- Cierre de la piel con puntos de monofilamento absorbible (Byosin) 3/0 o seda 3/0 aguja curva de punta triangular.
- Limpieza de la herida con antiséptico y procedemos a la colocación de apósito.

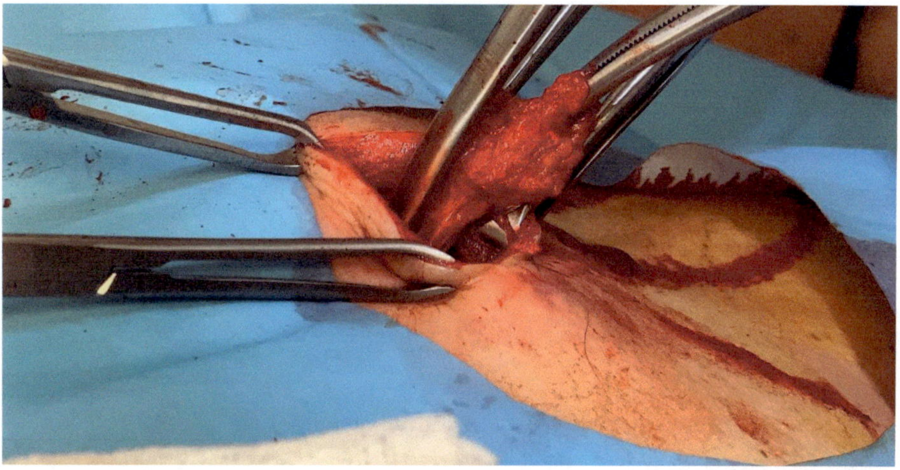

Extracción de lipoma.

CIRUGÍA DE ESTRUCTURAS LINFÁTICAS (BIOPSIA GANGLIONAR)

INDICACIONES:

Extirpación parcial o total de formación ganglionar en territorio accesible (cuello, ingle o axila) para estudio microbiológico e histopatológico posterior.

COBERTURA QUIRÚRGICA:

Set universal (compuesto por una sábana para cuerpo superior, una sábana para cuerpo inferior y dos paños con pegatina para ambos lados).

POSICIÓN QUIRÚRGICA:

Decúbito supino, exponiendo la estructura ganglionar a extirpar.

ANESTESIA:

Anestesia local infiltrada (Mepivacaína al 2% o Lidocaína 2%).

INSTRUMENTAL:

Caja con instrumental para apendicectomía.

MATERIAL FUNGIBLE / NO FUNGIBLE:

- ☐ Batas estériles.
- ☐ Gasas.
- ☐ Compresas.
- ☐ Guantes estériles.
- ☐ Jeringa 10cc.
- ☐ Agujas 30G, 25G y 21G.
- ☐ Hoja bisturí número 10.
- ☐ Bisturí eléctrico.
- ☐ Aspirador 12 (opcional).
- ☐ Bote estéril para muestra de microbiología.

SUTURAS:

- ☐ Sutura multifilamento sintético absorbible Poliglactina 910™ (ej: Vycril) 2/0 o 3/0 aguja cilíndrica para tejido subcutáneo.
- ☐ Sutura monofilamento sintético absorbible Glycomer 631™ (ej. Byosin) o Seda 3/0 aguja triangular para piel.
- ☐ Agrafes para piel (según preferencias).

APARATAJE:

- ☐ Consola para bisturí eléctrico.
- ☐ Sistema de aspiración.

TÉCNICA QUIRÚRGICA:

- Preparación de bisturí eléctrico, incisión de la piel y disección hasta encontrar la formación problema.
- En esos momentos y dada la anatomía y disposición de los mismos (próximos a estructuras vasculares), es posible que se necesite el bisturí eléctrico y los puntos hemostáticos preparados.
- Disección de la estructura (adenopatía) y toma de muestra parcial o total de la misma, la cual en la mesa de instrumentación se dividirá en dos muestras para preparación en fresco y en formol, de tal manera que se puedan realizar estudios histopatológicos y microbiológicos de las mismas.
- Cierre de la herida según técnica habitual y cuidados de antisepsia posteriores.

CANALIZACIÓN DE VÍA VENOSA CENTRAL Y COLOCACIÓN DE RESERVORIO VENOSO

INDICACIONES:

El acceso venoso de una vena de gran calibre tiene indicaciones de forma temporal para terapéutica específica por dicha vía (por ejemplo, nutrición parenteral total), monitorización de la presión venosa central o administración de sustancias quimioterápicas para tratamiento de los procesos oncológicos en el paciente neoplásico.

COBERTURA QUIRÚRGICA:

Set universal (compuesto por una sábana para cuerpo superior, una sábana para cuerpo inferior y dos paños con pegatina para ambos lados).

POSICIÓN QUIRÚRGICA:

Decúbito supino con la cabeza girada al lado opuesto de la inserción del catéter y ligera posición de Trendelenburg con hiperextensión, aducción y rotación completa del miembro superior del lado que se va a intervenir, con el codo flexionado y la mano en posición supina.

ANESTESIA:

Anestesia local infiltrada en la zona de inserción del cateter (Mepivacaína 2% o Lidocaína 2%).

INSTRUMENTAL:

Caja con instrumental para cirugía menor.

MATERIAL FUNGIBLE / NO FUNGIBLE:

- ☐ Set de vía central o de reservorio venoso subcutáneo.
- ☐ Jeringa 10 cc.

- ☐ Aguja 30 G, 25 G, 21 G.
- ☐ Batas estériles.
- ☐ Gasas.
- ☐ Compresas.
- ☐ Guantes estériles.
- ☐ Hoja bisturí número 11.
- ☐ Bisturí eléctrico (en caso de colocación de reservorio).

SUTURAS:

- ☐ Sutura multifilamento trenzado no absorbible (ej: Seda) 3/0 o 2/0 aguja triangular 26 mm. para piel (si colocación de reservorio).
- ☐ Sutura multifilamento trenzado no absorbible (ej: Seda) 0 aguja recta para fijar sistema vía central.

APARATAJE:

- ☐ Consola para bisturí eléctrico.

TÉCNICA QUIRÚRGICA:

Dependerá del acceso venoso elegido (vía yugular interna, yugular externa o subclavia) y tendrá una variación final si la finalidad del mismo es el alojamiento de un reservorio venoso para quimioterapia (port-a-cath). Es indispensable extremar las medidas de asepsia y antisepsia ante la canalización de un sistema venoso de gran calibre, y en cualquier caso haremos un control radiológico final de la colocación del mismo, para comprobar su idoneidad y descartar complicaciones con el mismo (como por ejemplo en caso de neumotórax).

Vía yugular interna o externa

- Preparar el campo quirúrgico, con 3 paños, lateralizando la cabeza del paciente hacia el lado contrario donde se realizará la punción. Se independiza la zona, previa aplicación de sustancia antiséptica.

- Palpación previa del pulso carotídeo. Se infiltra con anestesia local un punto localizado en el vértice superior del triángulo isósceles que conforman los dos vientres musculares del esternocleidomastoideo, en el caso que se haya decidido ese abordaje, que es lo más frecuente. Se infiltra por planos, aspirando siempre, pudiendo en ocasiones localizar la vena por dicho abordaje.
- Una vez infiltrado, se procede a la punción con la aguja y jeringa del sistema de la vía venosa central (VVC) debiendo haber preparado una solución heparinizada para su correcta utilización en el caso de aspiración. La punción y aspiración debe realizarse en 45° con respecto a la piel, y en dirección hacia la mamila, pues nos permitirá localizar un aspirado venoso en el caso de punción adecuada.
- Una vez localizado, retiramos la jeringa, canalizamos la vena con guía (técnica de Seldinger) para después dilatar el trayecto e introducir el catéter de 3 luces a través de él.
- Comprobamos el buen funcionamiento del mismo, aspiración por las tres luces, lavado con suero heparinizado de las mismas y fijación a la piel del sistema con puntos sueltos de seda 2/0 triangular.
- En el caso del alojamiento de reservorio venoso, el procedimiento es similar pero sumaremos un paso más: la confección de un bolsillo subdérmico pectoral para el alojamiento del reservorio. Una vez canalizada la vena se procederá a la incisión (previa anestesia local) de unos 5 cm. de longitud, paralela y por encima de la mamila ipsilateral. Diseccionamos piel y subcutáneo, confeccionamos un bolsillo y disecamos subcutáneamente para el alojamiento del reservorio.
- Tunelización del catéter con el sistema a tal fin que posee el kit del portacath y conexión al mismo. Comprobación del buen funcionamiento pinchando la membrana con suero heparinizado y aspirando, por lo que se debe obtener sangre venosa. Cierre de la incisión con seda 3/0 aguja triangular.

Vía subclavia

- El procedimiento es similar en lo que se refiere a la posición, pero debemos preparar un campo que permita tener la zona subclavia y el esternón a la vista.
- Punción por debajo de la clavícula en un punto localizado entre la unión del 1/3 externo y los 2/3 internos de la misma y aspiración y progresión en 45° paralela a la piel en dirección a la escotadura esternal.
- Si la punción es adecuada, la salida de la sangre venosa será la norma y tanto la canalización de la misma como su fijación seguirán los pasos anteriores.
- En el caso del alojamiento de reservorio venoso, como pasa en la canalización de la vena yugular, el procedimiento es similar pero hay que sumarle un paso más: la confección de un bolsillo subdérmico pectoral para alojamiento del reservorio. Una vez canalizada la vena subclavia se procederá a la incisión (previa anestesia local) de unos 5 cm. de longitud, paralela y por encima de la mamila ipsilateral. Disección piel y tejido subcutáneo, confección de un bolsillo y disecamos subcutáneamente para el alojamiento del reservorio.
- Tunelización del catéter con el sistema a tal fin que posee el kit del portacath y la conexión al mismo. Comprobación del buen funcionamiento pinchando la membrana con suero heparinizado y aspirando, por lo que se debe obtener sangre venosa.Cierre de la incisión con seda 3/0 aguja triangular.

En todos los casos, tras la colocación de un acceso venosos permanente o temporal, cuando termine el procedimiento debemos realizar una radiografía de control postero anterior (PA) del Tórax para comprobar su buen posicionamiento y descartar complicaciones, siendo en el caso de colocación de reservorio venoso, realizada intraoperatoriamente.

DRENAJE PLEURAL

INDICACIONES:

Tratamiento de la ocupación del espacio pleural (por derrame o hemotórax) o del neumotórax (colapso de la cavidad pleural por pérdida de la presión negativa). Se considera una urgencia quirúrgica. En casos particulares, el procedimiento puede ser obligado durante una intervención programada.

COBERTURA QUIRÚRGICA:

- ☐ Paño estéril para mesa instrumental.
- ☐ Paño fenestrado para zona de drenaje.

POSICIÓN QUIRÚRGICA:

Posición de Fowler con cama a 45ª y con abducción forzada del miembro superior del lado donde se va a tratar.

ANESTESIA:

Anestesia local infiltrada en la zona de punción (Mepivacaína 2% o Lidocaína 2%).

INSTRUMENTAL:

Caja con instrumental para cirugía menor.

MATERIAL FUNGIBLE / NO FUNGIBLE:

- ☐ Jeringa 10cc
- ☐ Aguja 30 G, 25 G, 21 G.
- ☐ Batas estériles.
- ☐ Gasas.
- ☐ Compresas.
- ☐ Guantes estériles.
- ☐ Vaselina.
- ☐ Set de drenaje pleural (previamente preparado con una solución salina).

SUTURAS:

- ☐ Sutura multifilamento trenzado no absorbible (ej: Seda) 2/0 aguja triangular 26 mm. para cierre y fijado del sistema.

TÉCNICA QUIRÚRGICA:

- Realizamos infiltración de piel y tejido celular subcutáneo con anestésico local, a nivel de la línea axilar anterior y a la altura de la mamila.
- Cambiamos la aguja por una de punción intramuscular, infiltrando en profundidad hasta llegar a la cavidad pleural, lo cual se demostrará por aspiración de aire en caso de drenaje de neumotórax o de líquido serohemático o seroso, en caso de hemotórax o derrame pleural.
- Incisión sobre la zona infiltrada, paralela al borde superior de la costilla (recordemos que el paquete intercostal transcurre por debajo del borde inferior de las mismas). Diseccionamos por planos el tejido celular subcutáneo y realizamos una sutura, que no se anudará en ese momento para cierre posterior con seda 2/0 aguja triangular.
- Con tijera de Metzembaum, se procede a la dislaceración de la musculatura intercostal, apertura de la cavidad pleural y disección roma posteriormente con el dedo.

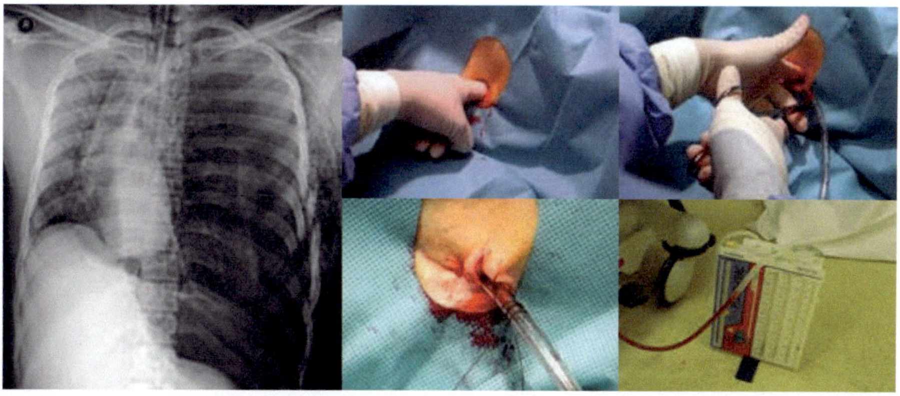

RX de un derrame pleural y pasos de la colocación de un drenaje pleural.

- Introducimos el tubo torácico 20 Fr. como mínimo (siendo las medidas aproximadas y adecuadas 28 Fr. para neumotórax y 32 Fr. para derrame pleural) que se dirigirá hacia arriba (caso de drenaje de neumotórax) o hacia abajo (caso de drenaje de derrame pleural o hemotórax). Se clampará inmediatamente y se conectará al sistema de drenaje pleural popularmente conocido como Pleur-evac. Lo fijamos con el hilo previamente pasado y lo sellamos alrededor con vaselina en crema para evitar fuga.
- Los fijamos con apósito y una vez conectado al sistema de drenaje pleural, lo dejaremos a caída libre, no a aspiración.
- Realización de control radiológico inmediato, para comprobación de la colocación.

La variante de colocación por abordaje a nivel del segundo espacio intercostal (con Pleurecath, que es un sistema de drenaje de menor calibre para neumotórax o derrames pleurales simples no complicados) será similar, pero localizado a nivel de la línea axilar anterior, en la unión de la 1/2 de la clavícula, por encima del segundo arco costal y utilizando tal sistema (Pleurecath). Fijación similar, conexión y cuidados iguales que el sistema anteriormente descrito.

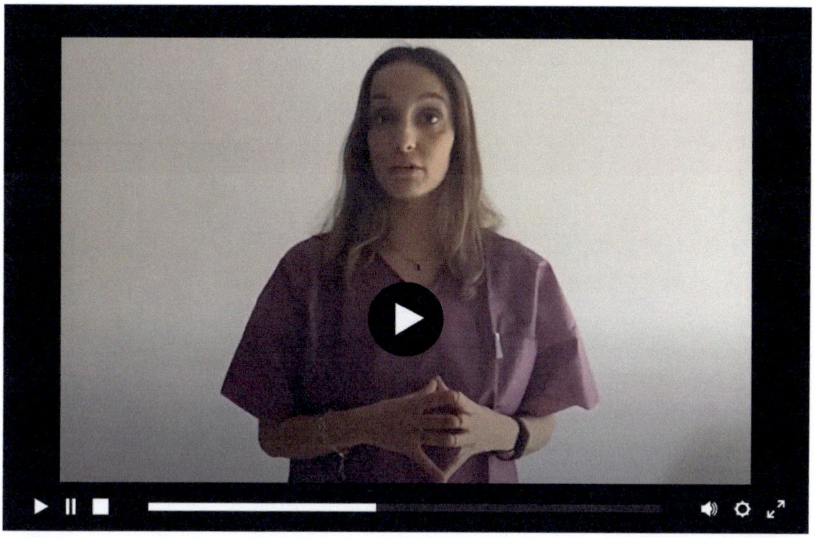

¿TE APETECE DISPONER DE UNA CLASE CON LA AUTORA Y QUE TE CUENTE CÓMO DEFENDERTE EN UN QUIRÓFANO?

ESCANEA EL CÓDIGO QR
PARA VER EL VÍDEO EXPLICATIVO

ENFERMERÍA
EVIDENTE
#TOCANDOVIDAS

Made in the USA
Monee, IL
23 June 2026

55574699R00131